儿童癫痫
护理问答

叶敬花　主编

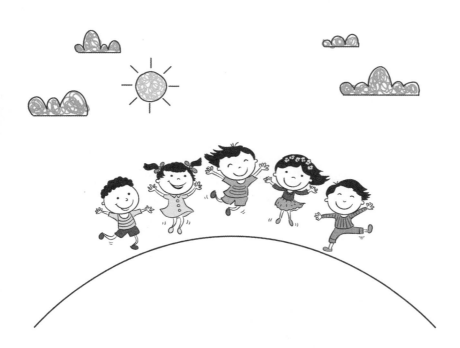

科学技术文献出版社
SCIENTIFIC AND TECHNICAL DOCUMENTATION PRESS
·北京·

图书在版编目（CIP）数据

儿童癫痫护理问答 / 叶敬花主编. -- 北京：科学技术文献出版社，
2024. 9. -- ISBN 978-7-5235-1440-5

Ⅰ. R473.74-44

中国国家版本馆 CIP 数据核字第 2024VX9612 号

儿童癫痫护理问答

策划编辑：吕海茹　责任编辑：吕海茹　责任校对：张永霞　责任出版：张志平

出　版　者　科学技术文献出版社
地　　　址　北京市复兴路15号　邮编　100038
编　务　部　（010）58882938，58882087（传真）
发　行　部　（010）58882905，58882868
邮　购　部　（010）58882873
官　方　网　址　www.stdp.com.cn
发　行　者　科学技术文献出版社发行　全国各地新华书店经销
印　刷　者　中煤（北京）印务有限公司
版　　　次　2024年9月第1版　2024年9月第1次印刷
开　　　本　880×1230　1/32
字　　　数　220千
印　　　张　10.625
书　　　号　ISBN 978-7-5235-1440-5
定　　　价　52.80元

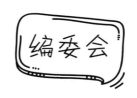

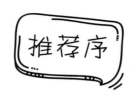

推荐序

　　人类自有文明就有医术，从《黄帝内经》和希波克拉底初创医学开始，医学一直都在造福人类。今天，随着科学技术的进步，医学得到了大力发展，但人类对许多疾病的认知还只是冰山一角，医者能做的仍然是"有时去治愈，常常去帮助，总是去安慰"。

　　在与癫痫患者接触的几十年中，我深刻地认识到癫痫带给一个普通人与家庭的重担，许多人目前还对癫痫存在认知的偏差与误解，缺少专业的指导让许多患病的家庭无所适从。患儿及其家庭迫切地需要一本书来提供可靠的指导和支持，帮助他们更好地管理癫痫，提高患儿生活质量。

　　《儿童癫痫护理问答》由深耕临床多年的医护人员编写，包括癫痫的常见问题，涵盖癫痫的基本知识、治疗方法、日常护理以及应对癫痫发作的紧急处理等方面。它以科学严谨的态度呈现医学知识，同时用通俗易懂的语言解释复杂的医学概念，希望能使读者更好地理解癫痫这一疾病的发病机制、治疗和护理方法。

　　一个生命的绽放，需要无数生命的支援、补充、滋润和蕴

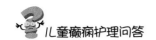

养。希望这本书可以为更多癫痫患儿及其家庭提供帮助，能成为他们的良师益友，我们愿与他们一道筑起共同面对疾病的城墙。同时，希望本书能为癫痫患儿及其家庭带来希望和力量，让他们在抗击疾病的道路上不再孤单和无助。

中国抗癫痫协会会长

2024 年 5 月

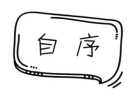

自　序

　　作为在儿童癫痫护理领域工作了 20 余年的医务人员，我见证了无数家庭在面对儿童癫痫这一挑战时的困惑、恐惧和希望。癫痫不仅是一种神经系统疾病，它还是家庭和社会需要共同面对和解决的问题。正是基于这样的理解，《儿童癫痫护理问答》这本书应运而生，我和编者们希望为所有面对儿童癫痫护理挑战的人提供指导和支持。

　　本书的核心思想是通过问答的形式，解答家长和护理人员在儿童癫痫护理过程中可能遇到的各种问题。从癫痫的基本知识、发作的识别和处理，到日常生活中的护理注意事项和常见问题的解答，我们力求全面覆盖，使之成为最实用的参考资料。本书由十一章组成，分别介绍了癫痫的基本概念、癫痫发作的处理、用药的护理、神经心理评估、过渡期管理、共患病管理、癫痫病耻感、生酮饮食疗法、手术护理、日常管理、基因知识等方面的内容，涵盖了儿童癫痫护理的各个方面。

　　编写这本书的过程中，我们深知每个癫痫儿童的情况都是独一无二的。因此，我们强调个性化护理的重要性，并鼓励家长与

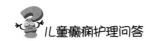

医疗团队紧密合作，为孩子制订最合适的护理计划。

在此，我要特别感谢所有为这本书的完成做出贡献的医疗专家、患儿家庭和编辑团队。没有你们的辛勤工作和宝贵经验，这本书是无法完成的。

最后，我希望《儿童癫痫护理问答》能够成为每一位面对儿童癫痫护理挑战的人的宝贵资源。无论您是一位经验丰富的护理人员，还是一位初次面对儿童癫痫护理任务的家长，我相信，这本书都将为您提供帮助和指导。

愿我们共同努力，为癫痫患儿创造一个更加健康、更加充满希望的未来。

叶敬花

深圳市儿童医院神经内科护士长

2024 年 4 月

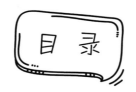

目 录

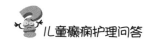

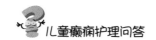

第 6 章　儿童癫痫的共患病管理 / 147

第 7 章　社会对癫痫的误解及癫痫病耻感 / 181

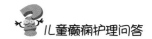

第 8 章　生酮饮食疗法的护理 / 205

第9章　癫痫患儿的手术护理 / 231

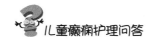
第 10 章　儿童癫痫的日常管理 / 269

第 11 章　基因检测 / 309

患者故事 / 317

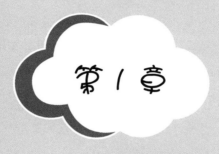

癫痫的基本概念

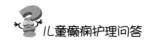

什么是癫痫？

癫痫是一种反复出现癫痫发作的慢性脑部疾病。癫痫发作由脑部异常放电所致，可引起惊厥（突然震颤性发作）、昏迷或者异常行为。任何年龄均可发病。癫痫的病因多种多样，包括遗传因素、脑部损伤（如交通事故、跌落等）、感染（如脑炎、脑膜炎）、脑肿瘤、中毒、代谢紊乱，以及其他脑部疾病等。在很多情况下，癫痫的确切病因可能无法确定。

癫痫发作有不同类型，每种类型症状不同。大多数癫痫发作只持续数秒或数分钟。发生强直性阵挛或全面性癫痫发作时通常出现昏迷、身体强直，发生抽搐。其他类型的症状可能不显著，如部分患儿仅出现单侧手臂或部分面部震颤，部分患儿出现突然失神和凝视。癫痫发作先兆，即有时患者可预见自身将出现癫痫发作，出现熟悉感或味觉症状。

癫痫的诊断通常基于病史描述和脑电图的结果。脑电图能够记录大脑的电活动，从而帮助医生观察到异常放电的模式。此外，影像学检查如磁共振成像（MRI）或计算机断层扫描（CT）也可能用于寻找潜在的脑部结构异常。

治疗癫痫的主要方法是药物治疗，通过抗癫痫药物来控制发作。大多数患者可以通过适当的药物治疗有效控制发作，但约

1/3 的患者可能对药物治疗有抵抗性。对于这部分患者，可能需要考虑其他治疗方式，如神经调节术、脑部手术或特殊的饮食疗法（如生酮饮食）。癫痫对儿童的生活质量有着显著影响，可能会导致身体伤害、心理社会问题及生活方式的限制。因此，除了医学治疗，患者的心理支持和社会适应也是癫痫综合管理的重要组成部分。通过全方位的治疗和支持，许多癫痫患者能够过上正常或接近正常的生活。

什么是癫痫发作？

　　癫痫发作是一种神经系统障碍，它源于大脑内部突发的异常电活动。这种异常的电活动可能涉及大脑的一小部分或整个大脑，导致多种症状，包括意识丧失、身体抽搐、感觉异常、情绪变化或行为异常。

　　癫痫发作的类型多种多样，但主要分为两大类：局部发作（又称局灶性发作、部分性发作）和全身发作（又称全面性发作）。局部发作仅涉及大脑的一部分，而全身发作则影响整个大脑。

　　局部发作又可分为两种：简单局部发作和复杂局部发作。简单局部发作时，患者保持意识清醒，可能会经历肌肉抽动、感觉变化或情绪波动。复杂局部发作会涉及意识丧失或减退，患者可能会表现出自动症，如咀嚼、摸索或走动，但对此没有记忆。

　　全身发作则表现为全身剧烈抽搐，患者会突然失去意识，身

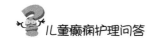

体先是僵硬，接着是节律性抽动。此外，还有失神发作，患者会突然中断活动，好像在凝视空白，然后继续之前的行为而没有意识到发作发生。

癫痫发作的原因很多，可能包括遗传因素、脑部损伤、脑卒中、脑炎、脑部肿瘤或代谢紊乱。在某些情况下，发作的原因可能无法确定。诊断癫痫发作通常需要详细的病史、神经系统检查和脑电图等辅助检查。脑电图可以记录大脑电活动的变化，有助于确定发作的类型和可能的发作源。

治疗癫痫发作主要依靠抗癫痫药物，这些药物能够减少或消除发作。在某些情况下，当药物治疗无效时，可能需要通过外科手术、神经调节治疗或特殊饮食（如生酮饮食）来控制发作。癫痫发作对患者的生活影响很大，不仅可能引起身体伤害，还可能导致情绪和心理问题。因此，对癫痫患者来说，除了医学方面的治疗，社会支持和心理健康的关注也非常重要。

什么是癫痫持续状态？

癫痫持续状态是一种严重的神经紧急状况，指的是癫痫发作持续不止或者频繁发作而间隔期患者意识未能完全恢复。根据国际抗癫痫联盟的定义，癫痫持续状态通常指单次发作持续时间超过 5 分钟，或者在 30 分钟内发生两次或多次发作而患者意识未能完全恢复。这种状态需要立即进行医疗干预，因为长时间发作可能导致永久性脑损伤甚至死亡。癫痫持续状态可分为两大类：惊厥性和非惊厥性。惊厥性癫痫持续状态是最常见的形式，表现为持续的全身强直－阵挛发作。非惊厥性癫痫持续状态则通常表现为持续的局部或复杂部分性发作，有时伴有意识障碍，但没有明显的肌肉抽搐。

治疗癫痫持续状态的首要目标是尽快终止癫痫发作，以减少对脑部的损伤。初始治疗通常包括给予苯二氮䓬类药物如地西泮或劳拉西泮，以迅速控制发作。如果这些药物无效，可能会使用其他药物如苯妥英钠或利福平。在某些情况下，可能需要使用麻醉剂来诱导昏迷，以完全控制发作。

除了药物治疗，还需要对患者进行全面评估，包括查找和处理癫痫持续状态的可能诱因，如电解质失衡、低血糖、药物中毒或撤药综合征、感染、脑损伤等。同时，需要监控生命体征、血液和生化指标，并给予支持性治疗，如补充液体、维持气道通畅和给氧。

由于癫痫持续状态可能迅速危及生命，因此在急诊和重症监护环境中需给予高度关注。家属和护理人员应该了解癫痫持续状态的紧急性，并在发作初期就寻求专业医疗帮助，以减少可能的神经系统损害和增加患者的生存机会。

癫痫的发病率是多少？

全球有近 5000 万人被诊断患有癫痫，并且以每年约 200 万人的速度增加，其中 50% 是儿童，15 岁以下的儿童中有 1050 万

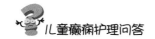

人患有癫痫。

在所有儿童中，有3%～5%在5岁以内会发生一次热性惊厥，30%会再发热性惊厥。与一般人群相比，有过热性惊厥的儿童癫痫发生率更高：3%～6%的热性惊厥患者会发展为无热癫痫发作或癫痫。在刚出生不久和生命晚期癫痫的发病率最高。资源丰富国家的癫痫发病率在出生后头几个月最高，特别是出生后极早期，1岁后显著下降，10岁以内保持稳定，然后在青春期再次下降。年轻人的发病率最低，50多岁开始升高，60岁以后急剧上升，到70岁时，其发病率超过了婴儿期的发病率。资源有限国家的发病率情况有很大差异，年龄较大的成人发病高峰通常不存在，而年轻成人发病率最高。男性癫痫发病率略高于女性。没有明显的种族差异，社会经济地位较低的群体发病率更高。

总体发病率数据显示，局灶性（部分性）癫痫发作（伴有或不伴有意识障碍）是最常见的癫痫发作类型，占儿童癫痫发作总数的50%以上。伴有意识改变的局灶性癫痫发作是最常见的亚型。全面性癫痫发作在儿童中比在成人中更常见，全面强直-阵挛性、失神和肌阵挛性癫痫发作的发生率次于局灶性癫痫发作。

总体而言，癫痫的发病率是一个动态的数字，受到多种因素的影响，包括遗传倾向、环境因素、医疗保健的可及性和质量等。早期诊断和有效治疗是改善患者生活质量和降低发病率的关键。全球范围内的公共卫生策略和资源分配对于降低癫痫发病率和提高患者生活质量具有重要作用。

儿童为什么会得癫痫？

儿童得癫痫的原因多种多样，可以是遗传因素、脑部损伤、感染、发育异常等。以下是一些常见的原因。

（1）遗传因素：某些类型的癫痫具有遗传倾向。如果家族中有人患有癫痫，儿童患病的风险可能会增加。遗传性癫痫可能是由特定基因突变引起的，这些基因突变会影响脑细胞的功能，导致癫痫发作。

（2）脑部损伤：出生时的损伤（如缺氧）、产伤或儿童早期遭受的头部创伤都可能导致癫痫。这些损伤可能会对脑细胞造成永久性损害，增加发生癫痫发作的风险。

（3）感染：某些感染，如脑膜炎、脑炎或先天性感染（如巨细胞病毒感染或风疹），可能会损害儿童的大脑并触发癫痫。

（4）发育异常：如脑发育不全、神经纤维异常增生（如结节性硬化症）或其他脑结构异常，可能导致癫痫。

（5）代谢异常和遗传代谢疾病：一些代谢疾病会影响大脑功能，可能导致儿童发生癫痫发作。

（6）脑肿瘤：尽管在儿童中不太常见，但脑肿瘤也可能导致癫痫。

（7）先天性疾病：某些先天性疾病，如唐氏综合征等，也可能与癫痫发作有关。

值得注意的是，并非所有儿童的癫痫都能找到明确的原因，有时被称为特发性癫痫综合征或隐源性癫痫。在这些情况下，癫

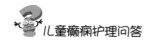

痫可能是由大脑中未被发现的微小变化或功能性异常引起的。了解儿童癫痫的病因对于提供适当的治疗和管理至关重要。一旦诊断出癫痫，医生通常会根据儿童的具体情况和癫痫类型来制订治疗计划。治疗方式可能包括药物治疗、生酮饮食、外科手术或神经调节疗法等。此外，早期干预和支持服务对于帮助儿童及其家庭应对癫痫的影响也是非常重要的。

儿童癫痫发作有哪些特点？

儿童癫痫发作的特点可能因个体差异、发作类型和癫痫的病因而异。然而，一些常见的特点如下。

（1）发作类型：儿童癫痫发作可以分为两大类，全面发作（原发性广泛发作）和部分发作（局部发作）。全面发作会影响大脑的多个区域，而部分发作则始于大脑的一个特定区域。

（2）发作症状：全面发作通常表现为肌肉僵硬（强直）和/或抽搐（阵挛），意识丧失，以及发作后的意识混乱或疲倦（称为发作后状态）。部分发作的症状则取决于大脑受影响的区域，可能包括不自主的肢体运动、感觉异常、视觉性感知障碍或听、幻觉、情绪变化或意识模糊。

（3）发作时长：儿童癫痫发作通常持续数秒到数分钟。如果发作时间超过5分钟，或者连续发作而意识未能恢复，这种情况称为癫痫持续状态，是一种紧急情况，需要立即进行医疗干预。

（4）发作频率：发作频率可以从每天多次到一年只有几次不

等，这取决于癫痫的类型和是否得到了有效地控制。

（5）年龄相关性：某些癫痫综合征与特定的年龄阶段有关，如婴儿痉挛症、Lennox-Gastaut 综合征等，它们有着特定的发作类型和预后。

（6）发作前兆：一些儿童可能会经历前兆，即发作前的感觉或行为变化，如恶心、头晕、情绪变化或有奇怪的感觉。

（7）发作触发因素：特定的触发因素，如睡眠不足、发热、闪烁的灯光或压力，可能会引发儿童的癫痫发作。

（8）认知和行为影响：频繁的癫痫发作可能会影响儿童的认知发展和行为。长期的癫痫和持续的药物治疗可能对学习能力、记忆力和注意力产生影响。

识别儿童癫痫发作的特点对于诊断和治疗至关重要。父母和照护者应当学会识别癫痫发作的迹象，并了解如何在发作时提供适当的急救措施。对于儿童癫痫的治疗通常包括抗癫痫药物治疗，而在药物治疗无效的情况下，可能需要考虑其他治疗选项，如外科手术、神经调节疗法或特殊饮食疗法等。此外，儿童及其家庭可能需要心理、社会支持和教育干预，以帮助他们适应癫痫带来的挑战。

儿童癫痫的发作类型有哪些？

儿童癫痫发作和癫痫的分类主要遵循 2017 年国际抗癫痫联盟的多层次分类方案。

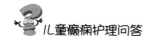

1. 癫痫发作类型

根据临床表现和脑电图资料，将癫痫发作分为局灶性（部分性）癫痫发作、全面性癫痫发作和未知起源发作。

（1）局灶性（部分性）癫痫发作：局灶性癫痫发作的起源局限于一侧大脑半球神经网络。这类发作可以是孤立散在的局部分布，也可以呈更广泛的分布。局灶性癫痫发作可以伴有发作期的意识受损，也可以不伴。当患者在整个癫痫发作过程中有意识时，这种发作称为无意识受损的局灶性癫痫发作。伴有意识受损的局灶性癫痫发作则与之前的复杂部分性癫痫发作相对应。局灶性癫痫发作可能始于大脑的"沉默"区域（如额叶），只有当扩散到邻近的皮质（如额叶的中央前回或额叶的海马）时才会引起明显的临床表现。在这些情况下，脑电图监测对于发现局灶性癫痫发作至关重要。以全面性癫痫发作为表现的事件可能源于局灶性癫痫发作，这种局灶性发作会迅速演变为双侧惊厥性癫痫发作。临床上可能无法识别局灶性起病。癫痫发作先兆或发作后状态的临床特征与更显著的发作表现相比，前者更可能具有精确的定位价值。脑电图通常显示癫痫发作的局灶起源或发作间期的局灶性棘波。

（2）全面性癫痫发作：全面性癫痫发作起源于分布在双侧大脑半球网络中的某一点，并快速扩散。意识可能受损，且可能是发作的初始表现。如果出现运动表现，则为双侧性。发作后脑电图模式以双侧脑区开始，可能反映了双侧大脑半球广泛存在神经元放电。

失神发作表现为突发的严重意识障碍，但不伴身体失张力。

非运动性全面性癫痫发作（如失神）的患者可能存在肢体和躯干的低振幅肌阵挛性运动及轻微的强直，以及简单的运动自动症，类似于伴有意识障碍的局灶性癫痫发作的表现。

（3）未知起源发作：这种类型的癫痫发作起源无法确定为全面性或局灶性，包括癫痫性痉挛。这种类型的发作可能具有复杂的临床表现，但起源不明确。

2. 癫痫综合征

国际抗癫痫联盟分类系统确认了 30 多种癫痫综合征，每种综合征根据其独特的临床特征、症状和体征及脑电图模式组合来定义。这些综合征对于治疗和预后具有重要价值，还可为家族性癫痫病例提供遗传信息。

（1）良性家族性婴儿癫痫：良性家族性婴儿癫痫是一种常染色体显性遗传的癫痫综合征，其特征是：其他方面正常的婴儿在大约 6 月龄时开始出现的无热型癫痫发作。发作通常在 2 岁前缓解，精神、运动发育正常。

（2）婴儿期良性局灶性癫痫：婴儿期良性局灶性癫痫有两种不同的形式，一种表现为局灶性癫痫发作伴意识改变（也称为复杂部分性癫痫发作）；另一种表现为局灶性癫痫发作逐渐演变为双侧惊厥性癫痫发作，于 3 ~ 10 月龄起病。一半的患者有婴儿癫痫发作的家族史。

（3）遗传性癫痫伴热性惊厥附加症：一组遗传性癫痫综合征，具有癫痫发作的家族系谱，其症状表现多种多样，通常在 1 岁以内起病，称为"遗传性癫痫伴热性惊厥附加症"。这类综合征的特征表现为多发性热性惊厥、全面强直 – 阵挛性癫痫和

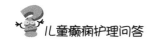

其他癫痫发作类型，包括失神、肌阵挛性癫痫发作，甚至还有局灶性癫痫发作。

（4）婴儿肌阵挛性癫痫：肌阵挛性癫痫发作可能始于1岁内。肌阵挛是1个或多个肢体短暂的同步肌肉抽搐，伴或不伴延髓肌肉组织受累。肌肉抽搐可以是局灶性的、多灶性的或者全身性的，伸肌比屈肌更易受累。也可以是负性肌阵挛，这种情况下肌肉活动受抑制，可通过体表肌电图可靠地检测出。当肌阵挛的出现伴有同步的大脑皮质癫痫样放电时称为癫痫性肌阵挛，通常表现为广泛性棘慢波放电或者孤立性皮质运动区产生棘波或尖波（后者必须经特殊的计算机平均技术才能识别）。癫痫性肌阵挛必须与其他癫痫性或非癫痫性疾病相区分，包括婴儿痉挛、强直发作、正常的生理睡眠肌阵挛（入睡抽动）和良性惊跳反射等。

（5）Dravet综合征：患者通常在1岁内起病，表现为长时间的、常伴有发热的阵挛性癫痫发作，并且发病前认知及运动发育正常。在大多数患者中，热性和无热惊厥（包括癫痫持续状态发作）在初次事件后的数周至数月内会反复发作，此后不久开始出现精神、运动障碍。癫痫性和非癫痫性肌阵挛都经常出现。大多数年龄较大的儿童和年轻成人Dravet综合征患者都有运动系统功能障碍、步态和姿势异常及认知和行为损害。

（6）婴儿痉挛症：婴儿痉挛症是一种发生于婴儿期和儿童早期的年龄特异性癫痫性疾病。婴儿痉挛症通常表现为癫痫性痉挛及脑电图示高峰失律。大多数（90%）婴儿痉挛症患儿起病时不到1岁，通常在3～12月龄。如果1月龄前出现癫痫性痉挛，应警惕其他早发性、发育性和癫痫性脑病，这些疾病归类为单独的癫痫综合征。最初可能将婴儿痉挛症误诊为其他情况，如高度易激惹、过分惊跳反射和 / 或腹绞痛，因此真实的起病年龄可能不明。婴儿痉挛症可累及颈部、躯干和四肢肌肉，通常对称且同步，但也可出现不同的临床形式。在初始阶段，痉挛可能偶尔孤立发作且相对较轻。既往正常的婴儿可能突然出现发育倒退。接下来的第二阶段最为严重，痉挛发作频率增加，呈连续性或群集性发作。当疾病活动达到顶峰时，24 小时中可能发生数百次痉挛。这一阶段发育停滞或倒退最为明显。第三阶段的特征是痉挛频率和强度呈进行性持续下降，下降可能十分迅速，也可能较为缓慢。痉挛消退后可能出现其他类型的癫痫发作。

（7）Lennox-Gastaut 综合征：Lennox-Gastaut 综合征与儿童期出现的严重癫痫发作有关。患者常在 8 岁之前起病，最常见是 3 ~ 5 岁。一些 Lennox-Gastaut 综合征儿童在 1 岁之前开始出现癫痫发作，很多患者会从其他癫痫综合征演变为 Lennox-Gastaut 综合征，尤其是 West 综合征或婴儿痉挛症。有多种发作类型，强直发作和非典型失神发作最常见，也可见失张力发作和肌阵挛性发作。大多数患者会在某一阶段出现非惊厥性癫痫持续状态。发作期间脑电图表现为广泛的、通常在额区高波幅（低于 2.5Hz）的棘慢波脑电图模式（也称为"不典型棘慢波"模式）。智力障碍（为进行性），伴或不伴有其他神经系统异常。精神病性症状常见。在首次发作之前神经发育常为正常。

（8）伴睡眠中癫痫性电持续状态的综合征：伴有睡眠中持续性或近持续性棘慢波活动的综合征，从觉醒到睡眠的转变过程中，癫痫样电活动在睡眠时显著增强，导致非快速眼动睡眠期出

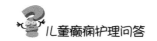

现持续性或近持续性棘慢波的脑电图模式，以及存在不同方面的发育倒退。

癫痫会对儿童的生长发育造成哪些危害？

癫痫是一种常见的神经系统疾病，以反复无预警的癫痫发作为特征。儿童时期是生长发育和学习的关键时期，癫痫的出现和治疗都可能对儿童的生长发育造成影响。

首先，癫痫本身可能会对大脑功能产生影响。儿童大脑正在发育中，癫痫发作可能会对大脑的正常发育造成干扰，影响神经网络的形成和大脑的可塑性。这可能导致认知功能障碍，如学习困难、记忆力减退和注意力不集中，进而影响学习成绩和智力发展。

其次，癫痫发作可能会导致身体受伤，如摔倒、撞击等，这些伤害可能会对儿童的身体健康和生长发育产生负面影响。频繁的发作也可能导致慢性应激，影响儿童的身体健康和心理状态。

再者，癫痫的治疗通常需要长期服用抗癫痫药物，而这些药物可能会有副作用，如影响骨骼健康、生长激素分泌、体重增加或减少等，从而影响儿童的生长发育。有些药物还可能影响儿童的认知和行为发展。

除了生理层面的影响，癫痫还可能对儿童的社交和情感发展产生影响。因为癫痫发作的不可预测性，儿童可能会感到害怕、焦虑或羞耻，避免参加社交活动和体育活动，导致社交技能和人际关系的发展受阻。家庭和学校的支持对这类儿童至关重要。

最后，癫痫可能会影响儿童的睡眠质量，而良好的睡眠对儿童的生长发育至关重要。癫痫发作和药物不良反应都可能导致睡眠障碍，如入睡困难、夜间醒来或睡眠不深，从而影响生长激素的分泌和身体的恢复。

综上所述，癫痫不仅可能直接影响儿童的神经系统发育，还可能通过药物的不良反应、身体伤害、心理及社会因素和睡眠障碍等间接影响儿童的整体生长发育。因此，对于患有癫痫的儿童，需要综合管理和个性化治疗，以最小化癫痫对生长发育的影响，并为其提供必要的心理和社会支持。

是否只要发生抽搐就代表癫痫发作？

不是所有的抽搐都代表癫痫发作。抽搐是肌肉不自主、快速和节律性的收缩，可能由多种原因引起。癫痫发作是其中的一种可能性，但并非唯一原因。了解不同类型的抽搐和它们的潜在原因对于正确诊断和治疗至关重要。

癫痫发作是由大脑中的异常电活动引起的。这种异常电活动可能影响大脑的一小部分（部分性发作）或整个大脑（全面性发作）。当抽搐与癫痫发作相关时，它们通常是突然发生的，并可能伴随有意识丧失或其他神经系统症状，如视觉性感知障碍或

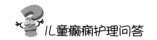

听、幻觉、感觉异常或认知功能障碍。然而，抽搐也可以由其他非癫痫性原因引起，包括以下方面。

（1）发热性惊厥：儿童在发热时可能会出现抽搐，这是一种常见的情况，通常与癫痫无关。

（2）低血糖：血糖水平过低也可能导致抽搐。

（3）电解质紊乱：如低钙血症、低镁血症或低钠血症等电解质紊乱也可能引起抽搐。

（4）中枢神经系统感染：如脑炎或脑膜炎等感染可能导致抽搐。

（5）中毒：某些毒素或药物中毒也可能导致抽搐。

（6）神经系统疾病：如脑瘤、脑卒中或多发性硬化等疾病可能引起抽搐。

（7）遗传性疾病：某些遗传性代谢疾病或神经肌肉疾病也可能表现为抽搐。

（8）心理因素：有时，抽搐可能是由心理因素引起的，如应激、焦虑或其他精神健康问题。

因此，当出现抽搐时，医生会通过详细的病史询问、神经系统检查、实验室检测（如血液和尿液分析）、电解质水平检查、脑电图和影像学检查（如 MRI 或 CT 扫描）等手段来确定抽搐的原因。脑电图是诊断癫痫的关键工具，因为它可以记录大脑的电活动，帮助医生识别是否存在癫痫的特征性异常电波。

总之，抽搐是一个症状，可以由多种不同的条件引起。虽然它可能是癫痫发作的表现，但并非所有抽搐都与癫痫有关。正确的诊断依赖于全面的评估和专业的医疗知识。

癫痫的病因是什么?

癫痫发作是由一组脑细胞异常放电造成的,可能影响身体的任何部位和功能。癫痫的病因有很多,有些可以确定,有些则不明。癫痫的病因分为以下几类。

(1)结构性病因,指由脑部的结构异常或损伤导致的癫痫,如脑肿瘤、脑血管畸形、脑卒中、头部创伤、脑部感染等。

(2)遗传性病因,指由遗传因素影响脑细胞的电活动或代谢功能导致的癫痫,如某些遗传综合征、代谢性疾病或基因突变等。

(3)感染性病因,指脑部或全身的感染引起的癫痫,如脑膜炎、脑炎、脑囊虫病、疟疾、艾滋病等。

(4)代谢性病因,指由体内的代谢失衡或缺乏某些物质导致的癫痫,如低血糖、低钙血症、低镁血症、低钠血症、肝衰竭、肾衰竭等。

(5)免疫性病因,指由免疫系统异常攻击脑部组织导致的癫痫,如自身免疫性脑炎、抗 N- 甲基 -D- 天冬氨酸受体脑炎等。

(6)未知病因,指在目前的检查方法中无法找到明确病因的癫痫,约占癫痫患者的一半。

癫痫的病因可能与年龄、性别、遗传、环境等多种因素有关,不同的癫痫类型可能有不同的病因。了解癫痫的病因有助于选择合适的治疗方案和预防措施,提高癫痫的治愈率和生活质量。

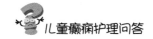

癫痫会遗传吗？

癫痫的异常放电可能导致多种症状，如意识丧失、肌肉抽搐、感觉异常或行为改变。癫痫的成因复杂，包括遗传因素、脑部受伤、感染、脑瘤、脑卒中和某些代谢问题等。在癫痫病因中，遗传因素是一个重要的方面，但并不是所有类型的癫痫都有明显的遗传倾向。

一些特定类型的癫痫，特别是某些儿童和青少年期发作的癫痫综合征，已经被证明与遗传有关。例如，家族性特发性癫痫就是一种明显受遗传影响的癫痫类型。在这些情况下，癫痫可能是由特定的基因变异引起的，这些基因变异可以通过家族遗传。科学家已经发现了多个与癫痫相关的基因位点，这些基因通常涉及神经传导、离子通道功能和神经元兴奋性等方面。

然而，并不是所有的癫痫患者都有明显的遗传史。对大多数癫痫患者来说，发病可能是由遗传和环境因素共同作用的结果。环境因素，如脑部受伤、感染或发热等，可能触发在遗传易感性背景下的癫痫发作。

遗传倾向并不意味着癫痫一定会在家族中传递。即使在家族中有癫痫病史，每个家庭成员发展成癫痫患者的风险也是不同的，这取决于多个遗传和非遗传因素。遗传咨询可以帮助有癫痫家族史的个人评估自己或子女患病的风险，并提供关于遗传因素的信息。

癫痫的遗传性是一个复杂的问题，某些特定类型的癫痫显示出较强的遗传倾向，而其他类型则可能更受环境因素的影响。对于有癫痫家族史的个人，了解自己的遗传风险并采取适当的预防措施是有帮助的，同时，应该与医疗专家讨论个人或家族的病史，以制订最佳的管理策略。

癫痫可以预防吗？

癫痫可以预防。癫痫的预防可以分为三个层面：一级预防、二级预防和三级预防。

1. 一级预防

一级预防是指采取措施防止癫痫发病的策略，包括以下几点。

（1）减少脑部损伤风险：避免头部受伤，如佩戴头盔骑自行车或摩托车，驾驶汽车时系安全带。

（2）控制感染：避免和治疗脑部感染，如脑膜炎和脑炎。

（3）孕期保健：孕妇应定期产检，避免接触潜在有害物质，控制孕期疾病如高血压和糖尿病。

（4）降低中毒风险：避免接触重金属和其他神经毒素，如铅和有机溶剂。

（5）预防分娩意外：减少围产期损伤和缺氧的发生。

2. 二级预防

二级预防是指在癫痫发作初期及时诊断和治疗，以防病情恶化和减少复发风险。包括以下几点。

（1）及时诊断和治疗癫痫发作。

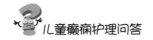

（2）遵循医嘱使用抗癫痫药物。

（3）管理诱发因素，如避免睡眠不足、减少压力、控制酒精摄入等。

3. 三级预防

三级预防是指对已经患有癫痫的人进行干预，以减少发作的频率和严重程度，改善生活质量。包括以下几点。

（1）遵守治疗计划，定期复查和调整药物。

（2）为患者和家属传授关于癫痫的知识，提高他们对癫痫管理的认识。

（3）支持和进行心理治疗，帮助患者应对疾病带来的心理和社会影响。

总的来说，虽然不是所有类型的癫痫都可以预防，但通过上述措施可以减少一些可预防的风险因素，从而降低发病率和提高癫痫患者的生活质量。对于遗传性癫痫，目前尚无明确的预防措施，但进行遗传咨询可能有助于评估风险并提供信息。

癫痫会有后遗症吗？

癫痫的后遗症可能存在，但它们的出现和严重程度因人而异，取决于多种因素，包括发作的类型、频率、患者的年龄、疾病的持续时间，以及是否得到了有效的治疗和管理。

以下是一些可能与癫痫相关的后遗症。

（1）认知功能障碍：长期的癫痫发作可能对大脑造成损伤，

导致记忆力减退、注意力不集中、执行功能障碍或其他认知问题。

（2）情绪与心理健康问题：癫痫患者可能会经历抑郁、焦虑、人格变化或心理及社会问题。这些可能是由于疾病本身的生物学影响、对慢性疾病的心理反应，或是因为与癫痫相关的社会隔离和歧视。

（3）药物不良反应：长期使用抗癫痫药物可能导致不良反应，如骨质疏松、肝脏功能问题、皮肤疾病、体重变化或其他身体问题。

（4）身体伤害：在发作期间，患者可能会跌倒、撞伤自己或遭受其他伤害。大面积性发作（全身性发作）期间的摔倒尤其可能导致严重伤害，如骨折或头部创伤。

（5）癫痫持续状态：这是一种严重的医疗紧急情况，指的是持续的癫痫发作或发作之间没有完全恢复意识。癫痫持续状态可能导致永久性脑损伤或其他严重后果。

（6）学习障碍和发育延迟：儿童癫痫患者可能会面临学习和发育上的挑战，尤其是癫痫发作频繁或管理不当。

（7）睡眠障碍：癫痫患者可能会有睡眠问题，这反过来又可能加剧癫痫的症状。

（8）死亡风险：虽然罕见，但癫痫增加了意外死亡的风险，包括癫痫猝死，尤其是在那些癫痫控制不良的患者中。

有效管理癫痫和减少癫痫发作对预防这些后遗症至关重要。这可能包括适当的药物治疗、生活方式的调整、手术（在某些情况下）、饮食治疗（如生酮饮食）和避免已知的触发因素。患者和家庭成员也可能需要心理及社会支持和教育，以更好地应对癫

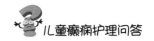

痫带来的挑战。

癫痫患者会突然死亡吗？

癫痫患者确实有一种被称为"癫痫猝死"的风险，这是指在没有其他可解释原因的情况下，癫痫患者出现意外死亡的情况。虽然癫痫猝死的确切原因尚不完全清楚，但研究表明它可能与心脏或呼吸功能受损有关，这些功能受损可能在癫痫发作时发生。

1. 癫痫猝死的风险因素

（1）频繁的全身强直－阵挛发作（大发作）。

（2）癫痫控制不良，即药物治疗无效。

（3）多种抗癫痫药物的使用。

（4）发病年龄较早。

（5）癫痫病史较长。

尽管癫痫猝死是癫痫患者中的一个严重并发症，但总体来说，这种现象相对罕见。据估计，癫痫猝死影响大约每1 000名癫痫患者中的1人。对于那些癫痫得到良好控制的人，癫痫猝死的风险较低；然而，对于那些经常发作且发作难以控制的患者，风险则相对更高。

2. 降低癫痫猝死风险的措施

为了降低癫痫猝死的风险，关键在于尽可能地控制癫痫发作。这可能包括以下几点。

（1）严格遵守抗癫痫药物治疗计划。

（2）探索其他治疗选择，如手术、神经调节疗法或特定的饮食治疗。

（3）避免已知触发癫痫发作的因素，如睡眠不足、酒精消费、压力等。

（4）定期和医疗专业人员沟通，以评估治疗效果和调整治疗计划。

（5）使用床旁监测设备，这些设备可以在发作时通知家人或护理人员。

重要的是，癫痫患者和家属应该了解癫痫猝死及如何降低其风险。医疗专业人员可以提供关于这个问题的教育和资源，帮助患者和家属采取适当的预防措施。尽管癫痫猝死的风险不可忽视，但通过积极的管理和医疗干预，许多癫痫患者仍能过上活跃和富有成效的生活。

为什么癫痫发作会有周期性？

癫痫发作的周期性可以归因于大脑神经元兴奋性和抑制性活动之间的不平衡。正常情况下，大脑神经元的兴奋性和抑制性活动是平衡的，维持着大脑的正常功能。然而，在癫痫患者身上，这种平衡可能会被打破，导致神经元兴奋性活动的过度放大，从而引发癫痫发作。

癫痫发作的周期性可以从多个层面解释。

（1）神经元兴奋性和抑制性的周期性变化：大脑神经元的兴

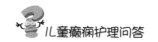

奋性和抑制性活动会随着时间而变化，形成一种周期性的模式。这种周期性变化可能会导致癫痫发作在特定的时间段内更容易发生，比如在睡眠时或在特定的月经周期中。

（2）神经元网络的周期性活动：大脑中的神经元组成了复杂的网络，这些神经元之间的相互作用可能会呈现周期性的活动模式。当这些网络活动出现异常时，就会导致癫痫发作的周期性。

（3）诱发因素的周期性影响：一些诱发癫痫发作的因素，比如睡眠不足、压力、药物或酒精的影响，可能会呈现周期性的变化，从而影响癫痫发作的发生。

（4）癫痫发作的自然历程：一些类型的癫痫发作可能具有自然的周期性变化，比如一些癫痫综合征可能会呈现特定的发作频率和周期性。

此外，遗传因素、大脑结构和功能的异常、神经递质的不平衡等也可能对癫痫发作的周期性起到影响。癫痫发作的周期性是一个复杂的现象，涉及多个层面的神经生物学和生理学机制。虽然我们对癫痫发作周期性的确切原因尚不完全清楚，但对这一现象的深入研究有助于我们更好地理解癫痫的发病机制，并为癫痫的治疗和管理提供更有效的方法。

为什么癫痫防治从小儿做起？

儿童时期是大脑发育的关键阶段，癫痫的发作可能会对大脑发育造成不利影响，包括认知功能、行为和社交能力的发展。因此，癫痫防治从小儿做起。

（1）早期干预：越早诊断和治疗癫痫，越能减少病情的恶化和对大脑的损害。早期干预可以改善治疗效果，降低长期并发症的风险。

（2）保护大脑发育：儿童大脑正在快速发育，癫痫发作可能会干扰这一过程。通过及时的防治，可以最大限度地保护大脑的正常发育，避免潜在的认知和行为问题。

（3）避免学习障碍：癫痫发作可能会影响儿童的学习和记忆能力。通过控制发作，可以帮助儿童更好地在学校中学习，降低学业成绩下降的风险。

（4）社交和情感影响：癫痫可能会使儿童在社交和情感发展方面遇到障碍，影响其与同伴的互动和自我形象的建立。适当的管理和支持有助于儿童更好地融入社会。

（5）降低伤害风险：儿童在发作时可能会跌倒、受伤，尤其在游戏或进行其他活动时。防治癫痫可以降低这些风险，保护儿童的身体健康。

（6）提高生活质量：及时有效的癫痫治疗可以提高儿童及其家庭的生活质量，减少因病情带来的心理和经济负担。

因此，对于儿童癫痫的早期识别和治疗是至关重要的，它有助于减少长期的不良影响，帮助儿童发掘潜能，并过上更健康的生活。

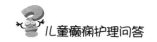

为什么说儿童癫痫要早发现、早治疗呢？

儿童癫痫早发现、早治疗至关重要，原因包括以下几点。

（1）大脑发育：儿童时期大脑发育迅速，癫痫发作可能对大脑造成损伤，影响其正常发育。早期干预可以减少这种影响。

（2）避免学习障碍：频繁的癫痫发作可能会影响儿童的学习能力和认知发展。早期治疗有助于维持正常的学习进度，降低学习障碍的风险。

（3）社交和情感发展：癫痫可能会使儿童在社交和情感发展方面遇到困难。早期控制癫痫发作有助于儿童建立良好的人际关系，促进健康的情感发展。

（4）改善治疗效果：早期发现和治疗癫痫可以改善治疗效果，减少长期用药和可能的不良反应。

（5）降低伤害风险：儿童在癫痫发作时容易受伤。及时治疗可以降低发作频率，降低意外伤害的风险。

（6）生活质量：控制癫痫发作可以显著提高儿童及其家庭的生活质量，减轻心理和经济负担。

（7）防止癫痫持续状态：未治疗或治疗不当的癫痫可能导致癫痫持续状态，这是一种紧急医疗状况，需要立即治疗以避免永久性脑损伤或死亡。

因此，儿童癫痫的早期识别和及时治疗对于保护大脑健康、促进正常发育和提高整体生活质量具有重要意义。

儿童癫痫治愈的临床标准是什么？

儿童癫痫的治愈标准并不统一，因为癫痫是一种多样化的疾病，其治疗效果和预后因个体而异。然而，在临床实践中，通常采用以下几个标准来评估儿童癫痫的治愈情况。

（1）无发作状态持续时间：通常认为如果患者在没有使用抗癫痫药物的情况下，持续 2 ～ 5 年没有癫痫发作，可以考虑为临床治愈。不过，这个时间标准可能会根据具体情况和医生的判断有所调整。

（2）正常的神经学检查：患儿的神经学检查结果正常，没有发现与癫痫相关的异常。

（3）脑电图正常化：在没有癫痫发作期间，脑电图检查显示正常，没有癫痫特异性波形，如棘波、棘慢复合波等。

（4）正常的认知和行为发展：儿童在认知、语言、学习和行为等方面的发展达到了与其年龄相符的正常水平。

（5）生活质量的提高：儿童可以正常参与学校和社交活动，没有因为癫痫而受到限制，生活质量显著提高。

需要注意的是，并非所有儿童癫痫患者都能完全治愈。有些儿童可能需要长期服用抗癫痫药物来控制发作。此外，即使在临床上被认为已经治愈的儿童，仍然有复发的风险，因此需要定期进行医学评估和监测。医生会根据儿童的具体情况制订个性化的治疗和随访计划。

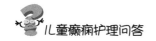

什么是热性惊厥？

热性惊厥，又称为热性发作或热性抽搐，是儿童在发热过程中出现的一种惊厥现象，通常发生在 6 月龄～5 岁的儿童。热性惊厥是儿童时期最常见的惊厥类型，通常与快速升高的体温有关，而不是由于脑内感染或炎症。

1. 热性惊厥的特点

（1）发生在体温迅速升高时，通常体温超过 38℃。

（2）惊厥通常是全身性的，可能表现为四肢抽动、意识丧失、眼睛上翻，以及可能的大小便失禁。

（3）持续时间通常较短，多在几分钟之内结束，但有时可能持续更长时间。

（4）大多数热性惊厥对孩子的大脑没有长期影响，也不会导致癫痫。

2. 热性惊厥的两种类型

（1）单纯性热性惊厥：这种类型的惊厥通常持续少于 15 分钟，24 小时内只发生一次，并且不局限于身体的某一部分。大多数热性惊厥属于这个类别。

（2）复杂性热性惊厥：这种类型的惊厥可能持续超过 15 分钟，24 小时内可能发生多次，或者有局限性的症状（如只影响身体的一侧）。

发生热性惊厥时，家长或照护者应该保持冷静，将孩子平放在安全的地方，避免孩子受伤，并在孩子恢复后尽快联系医生。

医生可能会建议进行一些检查，以排除其他可能的病因，如中耳炎、尿路感染或其他感染源。

大多数经历过热性惊厥的儿童都不需要长期治疗，但在某些情况下，医生可能会建议服用退热药物或采取其他预防措施来降低未来发生热性惊厥的风险。

热性惊厥的特征有哪些？

热性惊厥是儿童在发热时出现的惊厥，其特征包括以下几点。

（1）年龄范围：热性惊厥通常发生在 6 月龄～5 岁的儿童。

（2）发热：惊厥发生时伴随着较高的体温，通常超过 38℃。发热往往是由病毒或细菌感染引起的免疫反应。

（3）惊厥类型：①单纯性热性惊厥：持续时间短暂（通常少于 15 分钟），24 小时内不会重复发生，惊厥是全身性的，不局限于身体的某个部分。②复杂性热性惊厥：可能持续超过 15 分钟，24 小时内可能重复发生，或者表现为局部性抽搐。

（4）惊厥症状：可能包括意识丧失、全身肌肉抽搐、眼球上翻、口吐白沫、呼吸暂停、脸色苍白或发紫，有时伴有大小便失禁。

（5）后遗症：大多数热性惊厥发作后不会留下长期的神经系统损害，但在少数情况下可能会增加未来发生癫痫的风险。

（6）遗传因素：有研究表明，热性惊厥在某些家庭中可能具

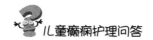

有遗传倾向。

（7）处理和预防：在处理热性惊厥时，应保护儿童免受伤害，避免放置任何东西进入孩子的口中，并在孩子恢复后尽快就医。为了预防未来的发作，医生可能会建议使用退热药物或采取其他措施。

尽管热性惊厥通常不会导致长期问题，但遇到此类情况时，家长应立即寻求医疗帮助，以确保正确的诊断和管理。

如何鉴别儿童癫痫和热性惊厥？

儿童癫痫和热性惊厥在一些症状上可能会相似，但它们有一些关键的区别。以下是几个鉴别要点。

（1）发热历史：①热性惊厥通常与发热相关，体温通常高于38 ℃，一般情况下是由感染（如流感或其他病毒性呼吸道感染）引起的发热；②癫痫发作不需要发热的触发，并且可以在没有发热的情况下发生。

（2）年龄：①热性惊厥主要发生在6月龄至5岁的儿童；②癫痫可以在任何年龄发生，包括新生儿期和成年期。

（3）惊厥的特点：①热性惊厥，惊厥通常是全身性的，如果是单纯性热性惊厥，持续时间通常少于15分钟，24小时内不会重复发生；②癫痫，发作可能是全身性的，也可能是部分性的（影响身体的一部分），持续时间和频率可以变化，可能在没有发热的情况下重复发生。

（4）惊厥的频率：①热性惊厥在大多数情况下，儿童在同一次发热期间只会有一次惊厥；②癫痫发作可能更频繁，并且可能没有明显的触发因素。

（5）神经学评估和测试：①热性惊厥在发作后，儿童通常会恢复正常，没有长期的神经学缺陷；②癫痫可能需要进行更详细的神经学评估，包括脑电图和影像学检查（如 MRI），以寻找潜在的脑部异常。

（6）家族史：①热性惊厥可能有家族性倾向，但不一定与癫痫有关；②癫痫可能有家族癫痫病史。

（7）对治疗的反应：①热性惊厥通常不需要长期的抗癫痫药物治疗；②癫痫可能需要长期服用抗癫痫药物来控制发作。

在儿童出现惊厥时，应尽快寻求医疗帮助以确定确切的原因和适当的治疗方案。医生会根据孩子的症状、医学病史和可能的诊断测试来做出区分。

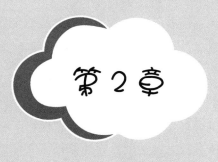

癫痫发作的处理

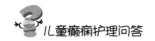

癫痫持续状态发生时应该怎么办？

癫痫持续状态是内科常见的急症，也是小儿常见急症，若不及时治疗可由高热、循环衰竭或神经元兴奋毒性损伤导致永久性脑损伤，致残率和死亡率很高。

当孩子在院外出现癫痫持续状态时，家长应该如何应对？

（1）应保持镇定：因为情绪激动会加重孩子的症状。情绪稳定对孩子的病情有很大的帮助，因此家长需要保持冷静和理智。

（2）保护孩子：将孩子放在一个安全的地方，远离尖锐物体（如周围有刀具等利器），或者远离危险的环境（如孩子附近有热水或者孩子正在骑自行车、游泳等）。家长需要确保孩子不会受伤，可以将孩子放在床上或者地板上，并用软垫子保护孩子的头部。

（3）保持通风：需要确保周围环境通风良好，疏散围观人群，如果在室内可以打开窗户或者通风扇，让孩子呼吸到足够的新鲜空气。

（4）保持呼吸道通畅：将孩子的头部轻轻偏向一侧，有利于分泌物和呕吐物顺着嘴角排出，保持呼吸道通畅。

（5）记录发作时间：家长需要记录癫痫发作的时间和持续时间，以便后续就医时能提供有价值的诊治信息，协助医生进行医疗诊断和治疗。记录下发作前的情况，比如孩子最近是否发生过类似的情况，是否有特殊的饮食或药物，发作前孩子是否在做运动，发作的时间段是否有规律等。

（6）寻求医疗帮助：如果孩子出现癫痫持续状态，或者癫痫发作频繁，家长应立即拨打急救电话或者送孩子到医院就诊。

就医后，医生、护士在接诊癫痫持续状态患儿时，需要迅速评估患儿的病情，包括观察呼吸、心率、血压等生命体征，并了解发作的具体情况和持续时间。确保患儿的呼吸通畅，建立静脉通路，进行心电监测，必要时给予吸氧、止痉等治疗。尽快寻找癫痫持续状态的病因，包括查明是否有药物过量、血药浓度不足、低血糖、感染等可能的诱因，以便采取相应的治疗措施。医生、护士需要根据患儿的具体情况，给予合适的药物治疗，控制癫痫持续状态的发作，并避免其再次发生。及时通知患儿的家长或其他监护人，告知其病情的严重程度和治疗方案，以便家长或其他监护人能够配合医护人员进行治疗和护理。

总之，儿童发生癫痫持续状态是一种紧急情况，需要家长和医生、护士迅速而有效地处理。家长需要保持冷静，保护患儿并及时就医，而医生、护士需要迅速评估病情，给予急救治疗，并寻找病因进行相应的治疗。这样才能最大限度地保护患儿的生命安全和健康。

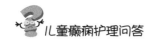

为什么要记录癫痫发作的类型和持续时间？

记录癫痫发作的类型和持续时间对医生进行诊断及用药有很大的帮助，主要有以下几个原因。①诊断和治疗：癫痫发作的类型和持续时间是医生进行诊断的重要依据。不同类型的癫痫发作需要不同的治疗方法，而发作持续的时间长短也会影响医生对病情的判断和治疗方案的制订。②药物调整：记录癫痫发作的类型和持续时间有助于医生评估病情的严重程度，从而决定是否需要调整药物剂量或更换药物。有时候，癫痫发作的类型和持续时间也可以帮助医生判断是否需要增加或减少药物的使用。③病情监测：记录癫痫发作的类型和持续时间可以帮助医生监测病情的变化，了解癫痫的发作频率和持续时间是否有变化，从而更好地评估治疗效果。④选择合适的治疗策略：不同类型和持续时间的癫痫发作可能需要不同的治疗策略，有时候可能需要采取急救措施。因此，了解这些信息可以帮助医生为患儿选择最合适的治疗方案。

患儿出现癫痫发作时，大多数时候是家长陪伴在身边，多数癫痫发作的患儿抽搐时间短，医生难以直观地观察到，而癫痫发作的类型和持续时间对医生日后的诊断及用药又非常重要，因此，家长记录癫痫发作的类型和持续时间，提供给医生看，有助于医生更好地了解病情，制订更有效的治疗方案，以及进行更精准的病情监测和管理。

癫痫发作时为什么要录视频?

癫痫患儿的发作视频是很重要的，录制癫痫发作时的视频对医生诊断、治疗和日常护理都有很大的帮助。通过视频，医生可以直观地观察患儿癫痫发作的具体表现，包括抽搐具体表现、发作的类型、持续时间等。这有助于医生更准确地诊断病情，并制订更合适的治疗方案。医生可以通过视频观察癫痫发作的持续时间、频率及发作时的表现，从而更好地评估病情的严重程度，决定是否需要调整药物治疗方案。视频可以作为护理记录，家长或护理人员可以通过录制视频来记录癫痫发作的情况，这有助于了解发作的特点和规律，为日常护理提供更有针对性的指导。

癫痫患儿和患儿家长长期处于疾病对身体、心理的折磨之中，尤其是疾病长期得不到任何的控制时，对患儿及家长来说都极其痛苦，对癫痫患儿来说，每个人的病因和具体的病情都是不一样的，所以即使是同一种药物在不同的人身上都会有不同的治疗效果，所以只有看到了患儿的具体发作视频，才知道目前的药物是否是适合患儿的最佳药物，一旦不合适，医生可更好地进行更改。一般来说，患儿在发作时医生都会建议家长在条件允许的情况拍下患儿的发作视频。由于病情的不同，患儿发病的情况是不一样的，所以拍下视频的好处之一就是可以帮助医生结合视频和患儿的相关描述更好地知道患儿的具体病情。

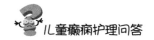

癫痫发作时应如何录制视频？

目前智能手机的使用越来越普及，越来越方便，手机最大的作用除了通话就是拍照、录像。患儿出现癫痫发作：第一，先确认患儿是否安全，环境是否安全，如果患儿没有摔倒，是在床上或者沙发上，拿起手机尽早录像，早期的视频对医生诊断病情很重要。第二，要注意光线，不要逆光，保证视频的画质是清晰的。第三，不能只录局部，比如只录嘴角或者手，如果只是嘴角抽搐或者单侧肢体抽搐，医生更想了解另一侧肢体的表现和全身的情况，因此选择合适的角度和距离，尽量选择能够清晰记录患儿面部和身体动作的角度，距离不宜过远，确保能够观察到细节，同时要保证将患儿头、四肢、躯干全部录入画面。如果能采用稳定的拍摄工具更佳，比如使用固定的支架或者稳定的手持设备进行拍摄，以避免画面晃动和模糊。

尽可能长时间地录制视频，目前家用监控摄像头也相当普遍，将监控摄像头装在患儿主要活动场所，以利于回放患儿从发作前到发作的整个过程，监控录像的优势大于手机录像，不仅不影响家长对患儿的照护，还可以保证患儿癫痫发作前后过程录制的完整性，以便医生观察发作的起始、过程和结束，以及发作后的情况。在录制视频时，要注意保护患儿的隐私，避免录制过于个人化的部分。

录制过程中，家长切勿按压患儿的肢体或者遮挡患儿，避免影响医生对患儿病情的判断。就医时将视频提供给其他护理人员或专业医护人员观看，有助于他们更好地了解患儿的病情，提供更专业和有针对性的护理建议。

要如何做好癫痫儿童的家庭护理，防止其癫痫发作时受伤？

癫痫是一种慢性疾病，给患儿和家庭都会带来一定的困扰和挑战。做好癫痫患儿的家庭护理，更好地照护癫痫患儿，并让他们减少受伤次数，保证患儿的安全是非常重要的。以下是一些关于如何做好癫痫患儿家庭护理的建议。

（1）了解癫痫病情：家长首先需要了解癫痫的病情，包括病因、发作类型、发作频率和可能的诱发因素等，可以通过咨询医生或阅读相关资料来增加对癫痫知识的了解。

（2）定期用药：癫痫患儿需要按时、按量服用抗癫痫药物。家长需要确保患儿按时服药，不能随意增加或减少用药，同时要密切关注药物的剂量和不良反应，如出现不良反应需要及时向医生汇报。定期复查，在医生的指导下增减药物。

（3）创造安全环境：癫痫患儿在发作时容易受伤，家长需要在家中采取安全措施，如移除锐利的物品，安装护栏、软垫等，避免家中有危险物品或者易引起癫痫发作的因素，如过度疲劳、光线刺激等，以减少患儿受伤的风险。家长应时刻监护儿童，特别是在危险的环境中，如水域、楼梯等。不要让患儿独自在危险

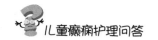

区域活动，患儿日常活动避免游泳、攀岩等体育运动，以防癫痫发作给患儿带来危险。

（4）监测癫痫发作：家长要时刻关注患儿的病情，需要学会监测癫痫患儿的发作情况，包括发作的频率、持续时间和特点等，以便及时向医生报告，并在医生的指导下调整治疗方案。

（5）建立规律生活：癫痫患儿需要有规律的生活，保证充足的睡眠和饮食，避免过度疲劳，这有助于降低癫痫发作的风险。

（6）心理支持：癫痫患儿需要家长的关心和支持，家长要给予患儿足够的关爱和安全感，帮助患儿建立自信心和积极的心态。

（7）与医生密切配合：家长需要与医生保持密切联系，定期复诊，及时向医生汇报患儿的病情变化，以便医生及时调整治疗方案。

（8）学习急救知识：家长需要学习基本的急救知识，包括癫痫发作时的紧急处理方法，以便在发生意外情况时能够及时处理。

癫痫患儿的家庭护理需要家长和护理人员做好了解癫痫病情、定期用药、创造安全环境、监测癫痫发作、意外伤害预防、建立规律生活和心理支持等方面的工作，以保证患儿的安全和健康。同时，家长和护理人员要密切配合医生的治疗计划，定期带患儿复诊，及时调整治疗方案，以改善治疗效果。

如果儿童经常处于癫痫持续状态，家中要常备哪些物品？

1. 癫痫患儿居家必备物品

癫痫是一种慢性疾病，患儿需要长期的护理和管理。在家中，需要准备一些必备的物品，以确保患儿的安全和舒适。以下是癫痫患儿居家必备物品的详细列表。

（1）抗癫痫药物：这是最重要的物品之一。癫痫患儿需要按时、按量服用抗癫痫药物来控制癫痫发作。这些药物通常是处方药，患儿需要遵医嘱使用。

（2）安全床垫：癫痫患儿在睡眠时可能会发生癫痫发作，因此需要一个安全床垫来减轻跌倒时的伤害。

（3）安全护栏：在床上安装护栏可以避免患儿在发作时跌落，确保他们的安全。

（4）紧急呼叫器：患儿可以随时使用紧急呼叫器，以便在发作时及时得到帮助。

（5）安全浴室设备：癫痫患儿在洗澡时可能会发生发作，因此需要安全浴室设备，如防滑垫和扶手，以确保他们在浴室中的安全。

（6）安全厨房用具：在厨房中，癫痫患儿需要使用安全的厨具和器具，以免受伤或引发意外。

（7）睡眠监测设备：一些癫痫患儿可能在睡眠时发作，睡眠监测设备可以帮助监测他们的睡眠情况，及时发现异常并采取

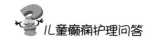

措施。

（8）安全交通工具：如果癫痫患儿需要外出，他们需要一个安全的交通工具，如轮椅或者有专门座椅的汽车，以确保他们的出行安全。

2. 癫痫患儿居家护理要点

除了准备必备的物品，居家护理也非常重要。癫痫患儿的家人和照顾者需要特别注意以下事项。

（1）定时服药：癫痫患儿需要按时、按量服用抗癫痫药物，避免漏服或过量服用。家人需要提醒和监督患儿按时、按量服药。

（2）避免刺激：癫痫患儿需要避免接触刺激性的物品，如闪光灯、强光、嘈杂的声音等，这些刺激可能会引发癫痫发作。

（3）安全睡眠：家人需要确保癫痫患儿有充足的睡眠时间，避免过度疲劳，使用安全床垫和护栏，以确保他们在睡眠中的安全。

（4）安全饮食：癫痫患儿要保持健康的饮食习惯，家人需要提供健康的饮食和定时餐饮。

（5）安全活动：家人需要避免癫痫患儿参与高风险的活动，如攀岩、游泳等，确保他们的安全。

（6）定期复查：癫痫患儿需要定期进行医学检查，及时调整治疗方案。家人需要帮助患儿预约并前往医院进行复查。

总之，需要在家中准备必备的物品，并且患儿需要家人和照顾者的关心和照顾。通过合理的居家护理和管理措施，可以帮助癫痫患儿减少发作次数，提高生活质量。

癫痫发作的状态改变或持续时间增加时，应该怎么做？

当患儿癫痫发作的状态发生改变或持续时间增加时，家长需要采取一系列紧急措施来确保患儿的安全，并及时寻求医疗救助。以下将详细介绍家长在这种情况下应该如何应对。

（1）立即叫救护车：如果癫痫发作的状态发生了明显的改变，或者持续时间明显增加，家长应该立即拨打急救电话叫救护车。长时间的癫痫发作可能会导致严重的身体损伤，因此需要及时的医疗救助。在拨打急救电话时，家长应提供准确的地址和患儿的病情描述，以便救护人员能够快速到达并做好准备。

（2）注意安全：在等待救护车到达之前，家长应该确保患儿的安全。移开周围可能会伤害患儿的物品，如桌椅、锐利的物体等，确保患儿不会撞倒或摔倒在危险的地方。如果可能，将患儿移动到一个安全的地方，如床上或地面上，并确保周围没有危险物品。

（3）观察呼吸和意识状态：家长应该密切观察患儿的呼吸和意识状态。如果患儿出现呼吸困难或呼吸停止的情况，或者出现严重的意识障碍，家长应该立即采取急救措施，如进行心肺复苏术。在采取急救措施时，家长要保持冷静，按照急救流程进行操作。

（4）记录发作情况：在等待救护车到达的过程中，家长可以记录患儿的发作情况，包括发作的开始时间、持续时间、发作的

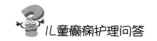
表现形式等信息。这些信息可以帮助医生更好地了解患儿的病情，为后续的诊断和治疗提供重要参考依据。

（5）提供安慰和支持：在癫痫发作持续时间增加的情况下，患儿和家长都可能会感到焦虑和恐慌。家长应该尽力给予患儿安慰和支持，让患儿感到安心。可以通过轻声细语、握手或拥抱等方式来传递安慰，让患儿感受到家人的陪伴和关心。

此外，家长还需要了解一些基本的急救知识，包括如何识别癫痫发作、如何保护患儿的安全、如何进行心肺复苏术等。定期参加急救培训课程可以帮助家长掌握这些知识和技能，提高应对紧急情况的能力。

总之，当癫痫发作的状态改变或持续时间增加时，家长应该保持冷静，立即叫救护车，并在等待救护车到达的过程中采取适当的急救措施，同时给予患儿安慰和支持。及时的医疗救助对于癫痫患儿的生命安全至关重要，家长的冷静和强大的应对能力将对患儿的状况产生积极的影响。通过了解和掌握相关的急救知识，家长可以更好地保护和照顾癫痫患儿，确保他们在发作时得到及时有效的救助。

癫痫发作时"掐人中"是对还是错？

癫痫发作时很多家长会采取"掐人中"方法帮助患儿清醒或止痉，其实这是错误的做法，因为这种做法不仅无法有效治疗癫痫发作，还可能对患儿造成严重的伤害。"掐人中"可能导致以下危险。

（1）伤害患儿："掐人中"是一种错误的急救方法，一些人认为通过刺激人中穴位可以制止癫痫发作。然而，事实上，"掐人中"可能会导致患儿口腔、颈部和面部的严重伤害，甚至导致窒息。

（2）引发更严重的发作："掐人中"并不能控制或治疗癫痫发作，刺激人中穴位可能会刺激到患儿的神经系统，导致更严重的癫痫发作。

（3）延误正规治疗："掐人中"不仅无法治疗癫痫发作，还可能延误患儿接受正规的急救和治疗。在癫痫发作时，应该立即将患儿放置在安全的地方，保护其头部，松开紧身的衣物，确保呼吸道通畅，并尽快寻求医疗救助。

因此，"掐人中"并不是治疗癫痫发作的正确方法。在面对癫痫发作时，最重要的是保护患儿的安全，确保他们不会受到伤害，并及时寻求专业医疗救助。对癫痫患儿及其家人和照顾者来说，应该接受相关的急救培训，了解正确的应对方法，以便在患儿癫痫发作时能够做出正确的反应，保护患儿的安全。同时，也应该带患儿定期就医，使其接受专业医生的治疗和管理，以降低癫痫发作的风险，提高生活质量。

癫痫发作的时候可以喂药吗？

癫痫发作时一般不建议强行喂药，因为这可能会对患儿造成严重的伤害。在一些情况下，医生可能会根据患儿的具体情况，

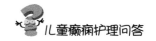

建议在癫痫发作时使用紧急救助药物，这些药物通常是由医生开具处方的，如咪达唑仑口颊黏膜溶液等。这些药物一般是患儿自行服用或者由照顾者在医生指导下使用的。除此之外，癫痫发作时强行喂药可能会带来以下危险。

（1）窒息危险：在癫痫发作时，患儿的喉部肌肉可能会突然收缩，导致呼吸困难。如果在这种情况下强行喂药，可能会导致药物误吞或误吸，增加患儿窒息的风险。

（2）误伤患儿：癫痫发作时患儿的肢体可能会不受控制地抽搐，如果在这种时候强行给药，可能会导致患儿在抽搐中误伤自己或者照顾者。

（3）药物反应：某些抗癫痫药物可能会引起严重的过敏反应或其他不良反应，如果在癫痫发作时强行喂药，可能会加重患儿的病情。

因此，癫痫发作时一般不建议强行喂药。在面对癫痫发作时，最重要的是确保患儿的安全，并及时寻求医疗救助。在癫痫患儿家庭中，应该确保家人和照顾者了解正确的急救方法，包括保护患儿的头部，将患儿放置在安全的地方，松开紧身的衣物，确保其呼吸道通畅，并及时寻求专业医疗救助。

此外，癫痫患儿及其家人和照顾者应该定期就医，接受专业医生的治疗和管理，以降低癫痫发作的风险，提高生活质量。如果医生建议在癫痫发作时使用紧急救助药物，家人和照顾者应该在医生的指导下正确使用这些药物，以确保患儿在发作时能够得到及时有效的救治。

癫痫发作时需要就医吗？

癫痫是一种常见的神经系统疾病，患儿在发作时会出现短暂的脑部异常放电，导致意识丧失、抽搐、肢体僵直等症状。在一般情况下，癫痫发作是需要及时就医的，但并非所有的发作都需要紧急就医。

1. 癫痫发作不需要紧急就医的情况

（1）已知癫痫病史：如果患儿已经被确诊为癫痫，并且医生已经给予了相应的治疗方案，那么在一般情况下，患儿家属已经掌握了应对癫痫发作的方法，并且患儿也能够自我管理。在这种情况下，如果患儿的发作情况和症状与以往相似，并且在发作结束后没有出现严重的并发症，可以在发作结束后安排就医。

（2）发作持续时间短暂：如果患儿的癫痫发作持续时间较短，通常在几分钟内就能够自行停止，并且没有出现严重的并发症，可以在发作结束后安排就医。一般来说，癫痫发作持续时间不超过5分钟是比较常见的情况，这种情况下患儿通常可以在发作结束后自行恢复。

（3）治疗效果良好：如果患儿已经接受了药物治疗，并且治疗效果良好，癫痫发作频率较低，那么在发作结束后可以等待一段时间观察患儿的情况，如果没有出现明显的并发症，可以在之后的就医时间进行复诊和调整治疗方案。

（4）患儿可以自我管理：一些癫痫患儿在发作时能够自我管理，如采取适当的姿势、保护头部、保持周围环境安全等。在这

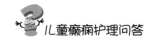
种情况下，如果患儿发作结束后没有出现严重的并发症，可以在发作结束后安排就医。

（5）定期复诊：一些癫痫患儿已经在医生的指导下进行了长期的治疗和管理，并且定期进行复诊。在这种情况下，如果患儿的发作情况和症状与以往相似，并且在发作结束后没有出现严重的并发症，可以在之后的就医时间进行复诊和调整治疗方案。

需要注意的是，即使在上述情况下，患儿和家属也需要密切观察患儿的情况，如果出现持续性发作、严重的并发症或者其他异常情况，仍然需要立即就医。另外，癫痫患儿应该定期就医，接受专业医生的治疗和管理，以降低癫痫发作的风险，提高生活质量。

2. 需要立刻就医的情况

（1）首次发作：如果患儿是首次出现癫痫发作，需要立即就医。首次发作可能是由其他疾病或者病变引起的，需要进行全面的检查和评估。

（2）持续发作：如果患儿的癫痫发作持续时间较长，或者出现了多次连续的发作，需要立即就医。持续性癫痫发作可能会导致患儿出现严重的脑部损伤，甚至危及生命。

（3）呼吸困难：如果患儿在发作时出现呼吸困难，需要立即就医。呼吸困难可能是由抽搐导致的窒息，需要进行紧急处理。

（4）伤口或外伤：如果患儿在发作时受伤，需要立即就医。外伤可能会影响患儿的健康状况，需要进行及时处理。

（5）意识丧失：如果患儿在发作后长时间处于意识丧失状态，需要立即就医。长时间的意识丧失可能是由癫痫发作引起的脑部问题，需要进行详细的检查和评估。

（6）其他症状：如果患儿在发作时出现其他严重症状，如高热、呕吐、剧烈头痛等，需要立即就医。这些症状可能是由癫痫发作引起的并发症，需要进行及时的治疗和管理。

总之，癫痫发作时需要根据患儿的具体情况来决定是否立即就医。在一般情况下，如果患儿的发作持续时间不长，没有出现严重的并发症，可以在发作结束后安排就医。然而，在出现上述情况或者其他严重症状时，需要立即就医以确保患儿的安全和健康。同时，癫痫患儿应该定期就医，接受专业医生的治疗和管理，以降低癫痫发作的风险，提高生活质量。

癫痫发作不止，照顾者应做什么？

当患儿出现癫痫发作不止时，照顾者应迅速采取行动以确保患儿的安全，并尽快寻求医疗帮助。以下是在这种情况下照顾者应该采取的一些行动。

（1）保持镇定：面对患儿癫痫发作不止的情况，照顾者首先要保持冷静。镇定的态度可以帮助照顾者更好地处理紧急情况，同时能够给患儿带来一定的安慰。

（2）保护患儿头部：在癫痫发作过程中，患儿可能会出现抽搐和翻滚的情况，照顾者需要确保患儿的头部不会受到撞击，可以使用软垫或枕头来保护患儿的头部，避免其头部受伤。

（3）保持呼吸道通畅：在癫痫发作过程中，患儿可能会出现

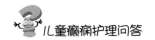

口吐白沫、舌头咬伤等情况，照顾者需要确保患儿的呼吸道通畅，可以将患儿的头部稍微侧向一侧，避免口水或呕吐物堵塞呼吸道。

（4）注意周围环境安全：在癫痫发作过程中，患儿可能会出现抽搐和翻滚的情况，照顾者需要清除周围的尖锐物品、硬物和其他可能会伤害患儿的物品，确保患儿周围的环境安全。

（5）记录发作情况：照顾者需要记录癫痫发作的持续时间、发作的频率、发作前的情况等，这些信息可以帮助医生更好地了解患儿的病情，并制订更有效的治疗方案。

（6）寻求医疗帮助：如果患儿出现癫痫发作不止的情况，照顾者需要立即拨打急救电话或将患儿送往最近的医疗机构就医。医生会根据患儿的具体情况采取相应的治疗措施，如使用抗癫痫药物等来控制癫痫发作。

（7）安抚患儿：在等待医疗帮助的过程中，照顾者可以尝试安抚患儿，让患儿感到安全和舒适，可以通过轻声细语、轻拍患儿的肩膀或手背等方式来安抚患儿的情绪。

总之，当患儿出现癫痫发作不止时，照顾者需要保持冷静、确保患儿的安全和呼吸道通畅，同时及时寻求医疗帮助。照顾者的及时和正确应对可以有效地降低患儿发作期间的风险，并为患儿尽快得到专业治疗提供保障。

癫痫发作时家属或旁人要注意观察什么？

当患儿出现癫痫发作时，照顾者需要密切观察患儿的症状和行为，并记录相关的信息，以便医生更好地了解患儿的病情并制订相应的治疗方案。以下是照顾者在癫痫发作时需要注意观察和记录的内容。

（1）发作的持续时间：照顾者需要记录癫痫发作的开始时间和结束时间，以便医生了解发作的持续时间和频率。

（2）发作的症状：不同类型的癫痫发作可能表现为不同的症状，如部分性发作可能表现为局部肌肉的抽搐，全面性发作可能表现为全身抽搐和意识丧失等。照顾者需要记录患儿发作时的具体症状，包括抽搐的部位、频率和持续时间等。

（3）发作前的情况：有些患儿在癫痫发作前可能会出现特定的症状或感觉，如头晕、恶心、眩晕等，照顾者需要记录患儿发作前的情况，以便医生更好地了解患儿的发作特点。

（4）患儿的意识状态：在癫痫发作过程中，患儿可能会出现意识丧失的情况，照顾者需要记录患儿的意识状态变化，包括意识丧失的时间和持续时间等。

（5）呼吸和心率：在癫痫发作过程中，患儿的呼吸和心率可能会出现异常，照顾者需要观察患儿的呼吸和心率情况，并记录相关的信息。

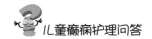

（6）患儿的行为和表现：在癫痫发作过程中，患儿可能会出现不同的行为和表现，如口吐白沫、牙关紧闭、抽搐等，照顾者需要记录患儿的具体行为和表现。

（7）发作后的情况：在癫痫发作结束后，照顾者需要记录患儿的恢复情况，包括意识状态的恢复，头痛、乏力等不适症状的持续时间等。

（8）其他相关信息：除了上述内容，照顾者还需要记录患儿在发作期间的用药情况、是否有伤口或其他不适症状等其他相关信息。

总之，当患儿出现癫痫发作时，照顾者需要密切观察患儿的症状和行为，并记录相关的信息。这些记录可以为医生提供重要的参考信息，帮助医生更好地了解患儿的病情和制订更有效的治疗方案。

当遇到有人发生癫痫发作，什么情况下需要叫救护车？

当遇到有人癫痫发作时，应该根据情况判断是否需要叫救护车。以下是一些应该叫救护车的情况。

（1）如果不确定患儿是否有癫痫病史，或者患儿是否为首次发作，应该立即叫救护车。因为首次癫痫发作可能是突发性的，患儿可能需要紧急的医疗救助。

（2）如果患儿的癫痫发作时间超过 5 分钟，或者连续发作多次，应该立即叫救护车。长时间的癫痫发作可能会导致严重的身体损伤，需要医生进行及时的处理。

（3）如果患儿在癫痫发作过程中出现呼吸困难或呼吸停止的情况，应该立即叫救护车。呼吸困难可能是癫痫发作引起的严重并发症，需要紧急的医疗干预。

（4）如果患儿在癫痫发作过程中出现严重的意识障碍，如昏迷或无法唤醒，应该立即叫救护车。这可能是癫痫发作导致的严重并发症，需要医生进行紧急处理。

（5）如果患儿在癫痫发作过程中受伤，如摔倒或撞到物体导致严重外伤，应该立即叫救护车。这种情况下，患儿需要在医院接受及时的伤势处理。

（6）如果作为患儿的照顾者，患儿发生癫痫发作，是否叫救护车使其及时就医请参照问题"癫痫发作时需要就医吗？"。

总之，当遇到有人癫痫发作时，应该根据患儿的具体情况来判断是否需要叫救护车。如果患儿出现严重的症状或情况，应该立即拨打急救电话叫救护车，并在等待救护车到达时提供适当的急救措施。及时的医疗救助对于癫痫患儿的生命安全至关重要，希望每个人都能够对癫痫患儿伸出援手，帮助他们及时获得医疗救助。

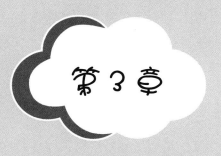

儿童癫痫用药护理

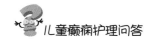

抗癫痫药物有哪些必要性及重要性？

癫痫是一种慢性神经系统疾病，其特征是反复无预警地发作，这些发作是由大脑中的异常电活动引起的。癫痫发作对患者的身体和心理健康会产生严重影响，可能导致伤害、生活质量的降低，甚至死亡。因此，抗癫痫药物的使用对于管理癫痫和减少发作的频率和严重程度至关重要。

（1）控制发作：抗癫痫药物可以帮助控制或减少发作的频率，这对于改善患者的生活质量至关重要。有些患者在适当的药物治疗下可以完全控制发作。

（2）预防伤害：癫痫发作期间，患者可能会失去意识、跌倒、受伤，甚至出现危及生命的状态，如癫痫持续状态。通过使用抗癫痫药物，可以降低这些风险。

（3）提高生活质量：频繁的癫痫发作会干扰患者的日常生活，包括工作、学习和社交活动。有效的药物治疗可以帮助患者恢复正常生活。

（4）减轻心理问题：癫痫发作和疾病本身可能导致焦虑、抑郁等心理问题，抗癫痫药物的使用有助于减轻这些心理负担。

（5）预防长期并发症：长期未控制的癫痫可能导致认知功能下降和脑部结构的损伤。适当的药物治疗有助于预防这些长期并发症。

抗癫痫药物治疗需要个体化，不同的患者可能需要不同的药物或药物组合，以获得最佳的疗效和最少的不良反应。此外，某些类型的癫痫可能对特定药物更为敏感。因此，患者应在医生的指导下使用抗癫痫药物，并定期进行评估和调整治疗方案。值得注意的是，抗癫痫药物并非没有不良反应，长期使用可能会出现体重变化、骨密度降低、认知功能受损等。因此，医生会权衡药物的益处和潜在风险，以确保患者获得最佳的治疗效果。

常见的抗癫痫药物有哪些？

常见的抗癫痫药物包括钠通道阻滞剂、钙通道阻滞剂、γ-氨基丁酸增强剂、谷氨酸受体拮抗剂等。每种药物特定的功效、不良反应和适宜人群如下。

（1）钠通道阻滞剂（如卡马西平、苯妥英）：这些药物通过减少神经细胞的异常放电来控制癫痫。卡马西平适用于局部和全身性发作，而苯妥英主要用于控制全身性强直－阵挛发作。它们的常见不良反应包括皮疹、头晕、视物模糊和肝脏功能异常。

（2）钙通道阻滞剂（如加巴喷丁）：这类药物主要用于治疗失神发作。它们通过降低神经细胞的兴奋性来发挥作用。加巴喷丁的不良反应可能包括头晕、头痛和乏力。

（3）γ-氨基丁酸增强剂（如苯巴比妥、咪达唑仑）：这类药物增强了神经递质γ-氨基丁酸的抑制作用，有助于控制癫痫发作。苯巴比妥适用于多种类型的癫痫，而咪达唑仑主要用于紧急

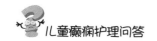

治疗。它们的不良反应可能包括嗜睡、注意力不集中和运动协调障碍。

（4）谷氨酸受体拮抗剂（如托吡酯）：这类药物通过阻断神经系统中的兴奋性递质来减少癫痫发作次数。托吡酯用于治疗局部起源的癫痫发作，其不良反应可能包括头痛、疲劳和胃肠道不适。

在选择抗癫痫药物时，医生会考虑患者的年龄、性别、癫痫类型及其他健康状况。儿童、孕妇和老年人可能需要特殊的药物选择和剂量调整。重要的是，患者在使用这些药物时应遵循医生的指导，并定期进行健康检查，以监测药物的疗效和不良反应。

抗癫痫药物是怎么吸收的？

抗癫痫药物的吸收过程是指药物从给药部位进入血液循环的过程。口服抗癫痫药物的吸收通常发生在胃肠道，但具体的吸收机制和效率可能因药物的化学性质和制剂而异。

（1）解散：药物首先在胃或小肠的液体中解散。药物的解散速度取决于药物本身的溶解度、药物制剂（比如片剂、胶囊或液体）及胃肠道的 pH。

（2）通过胃、肠壁：解散后的药物必须通过胃、肠壁才能进入血液。这通常通过被动扩散或主动运输机制发生。被动扩散是依据浓度梯度，而不需要能量消耗，而主动运输则可能需要特定的运输蛋白和能量输入。

（3）进入血液：一旦通过胃、肠壁，药物就会进入血液循环。对口服药物来说，它们通常首先进入肝脏（通过门静脉系统），在那里可能会发生一定程度的代谢，这称为"首过效应"。首过效应可能会显著减少到达全身循环的药物量。

（4）分布：药物进入血液后，就会在体内分布，包括到达大脑和中枢神经系统，这是其发挥抗癫痫作用的关键部位。

不同的抗癫痫药物有不同的吸收率和生物利用度。生物利用度是指给药后进入全身循环的药物量与给药量的比例。一些药物可能会受到食物的影响，食物可能会增加或减少药物的吸收。因此，某些药物需要在空腹时服用，而其他药物则可能需要与食物一起服用以减少胃部不适。药物吸收的效率和速度对于确保药物在血液中达到有效浓度以控制癫痫发作至关重要。医生会考虑这些因素来决定药物的剂量和给药时间，以便最大限度地改善治疗效果并减少不良反应。

抗癫痫药物该怎么服用才最有效？

为了确保抗癫痫药物的最佳效果，患者应遵循以下建议。

（1）遵医嘱：始终按照医生的指示服用药物。医生会根据患者的具体情况（包括年龄、体重、病情严重程度和其他健康状况）来决定最合适的药物种类、剂量和服药时间。

（2）服药时间：有些药物需要在固定的时间服用，比如饭前、饭后或睡前。确保按时服药，以维持血药浓度在有效和稳定

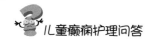
的水平。

（3）一致性：保持每日服药的一致性，避免漏服或多服。如果不小心漏服了一剂，应尽快补服，但如果快到下一次服药时间了，则不应双倍服药。在任何情况下，都应遵循医生的具体指导。

（4）不要自行停药：即使感觉好转，也不要自行决定停止服用抗癫痫药物，因为突然停药可能会导致癫痫发作的风险增加。任何关于药物调整的决定都应通过医生进行。

（5）避免相互作用：某些食物、饮料（如酒精）和其他药物可能会影响抗癫痫药物的效果。告知医生正在使用的所有药物，包括非处方药、补充剂和草药产品。

（6）注意不良反应：如果出现任何不寻常的不良反应，应立即告知医生。有些不良反应可能需要医学干预或对药物进行调整。

（7）监测疗效：定期与医生沟通，监测药物的疗效和任何潜在的不良反应。在某些情况下，可能需要通过血药浓度监测来确保药物处于有效和安全的范围内。

（8）咨询专业意见：在改变生活方式、饮食或开始新的治疗计划之前，应咨询医生，因为这些变化可能会影响药物的吸收和效果。

遵循这些指导原则有助于最大限度地提高抗癫痫药物的疗效，并降低发作的风险。然而，每个人的情况都是独特的，所以应始终遵循医生的个性化建议。

如何给婴幼儿患者服用抗癫痫药物？

给婴幼儿患者服用抗癫痫药物需要特别地注意和细心，因为他们的生理特点与成人不同，而且他们无法像成人那样表达自己的感受。以下是一些关键步骤和建议。

（1）咨询医生：在给婴幼儿服用任何药物之前，首先需要咨询儿科医生或神经科医生。医生会根据婴幼儿的年龄、体重、健康状况及病情严重程度来决定合适的药物和剂量。

（2）了解药物信息：家长应该详细了解所开抗癫痫药物的名称、剂量、给药时间、可能的不良反应及如何正确给药。如果药物需要特殊存储条件，如冷藏，也应该提前准备好。

（3）准确剂量：使用药物时，务必确保剂量准确。对于液体药物，使用附带的量杯、滴管或注射器来确保给予正确的剂量。避免使用家用勺子，因为它们的大小不一，可能导致剂量不准确。

（4）混合食物：如果婴幼儿难以直接吞咽药物，可以将药物与少量食物（如苹果泥、酸奶）混合，但务必确认医生同意这样做，因为某些药物可能与食物相互作用。

（5）避免呛到：在给婴幼儿服药时，确保他们处于半坐姿或坐姿，以降低呛到的风险。如果使用注射器，应将药物缓缓注入嘴巴的侧面，而不是直接向喉咙注入。

（6）观察反应：在给药后，观察婴幼儿是否有任何不良反应，如过敏、呕吐或其他异常症状。如果出现这些症状，应立即

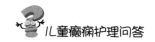

联系医生。

（7）记录日志：坚持进行服药记录，包括服药时间、剂量及婴幼儿的反应。这有助于医生评估药物效果和进行剂量调整。

（8）药物管理：如果需要长期服用抗癫痫药物，建立一个固定的给药日程和提醒系统，以确保不会漏服。

（9）教育与支持：家长应寻求有关抗癫痫治疗的教育资源，并在必要时寻求支持。加入相关的医护延续性护理群组或与其他家长交流经验，或者关注相关健康宣教的公众号，可以得到宝贵的信息和情感支持。

（10）定期复诊：定期带婴幼儿复诊，以便医生监测药物的效果和不良反应，必要时调整治疗方案。

（11）紧急情况准备：家长应该知道如何处理突发的癫痫发作，包括何时需要紧急医疗帮助。

总之，给婴幼儿患者服用抗癫痫药物时，需要格外小心和有耐心。家长应该与医生密切合作，遵循医嘱，确保药物安全有效地使用，并在整个过程中为孩子提供适当的关怀和支持。

给药途径对治疗有影响吗？

抗癫痫药物的给药途径对治疗效果确实有影响。给药途径是指药物进入体内并发挥作用的方式，常见的有口服、静脉注射、肌内注射、皮下注射、直肠给药等。不同的给药途径会影响药物的生物利用度，吸收速率，起效时间，药物分布、代谢和排泄等药动学参数，从而影响治疗效果。

口服是最常见的抗癫痫药物给药途径，便于长期管理，适合大多数癫痫患者。口服药物必须经过消化道吸收进入血液循环，然后才能到达大脑发挥作用。但口服给药可能受到食物的影响，药物可能与食物成分发生相互作用，影响药物的吸收和生物利用度。此外，口服药物还需经过肝脏的首过效应，可能导致药物在到达全身循环前就被大量代谢，降低了到达病灶的药物浓度。静脉注射是另一种常见的给药途径，特别是在急性癫痫发作或癫痫持续状态时使用，因为它可以迅速将药物送达血液，绕过消化系统，避免了首过效应，实现快速起效。但静脉注射需要专业人员操作，不适合长期自我管理。肌内注射吸收速度通常比口服慢，但比静脉注射稳定，用于无法口服或需要缓慢释放药物的情况。直肠给药适用于不能口服或需要迅速缓解发作的患者。该途径可以规避部分首过效应，但吸收可能不如口服或注射给药稳定。

药物的给药途径还会受到患者个体差异的影响，如患者的年龄、体重、肝功能、肾功能、合并症等。抗癫痫药物的给药途径对治疗效果有显著影响。选择合适的给药途径需要考虑药物特性、病情急迫性、患者依从性、可能的药物相互作用及患者的个体差异等多方面因素。医生通常会根据这些因素选择最适合患者的给药途径，以确保药物能够安全有效地发挥作用，获得最佳的治疗效果。

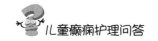

抗癫痫药物应该在饭前还是饭后服用？

抗癫痫药物的服用时间，无论在饭前还是饭后，取决于多种因素，包括药物的种类、药物的吸收和代谢特性、患者的个体差异及药物与食物之间的相互作用。正确的服药时间能够优化药物疗效，减少不良反应次数，提高患者的生活质量。

首先，不同的抗癫痫药物有不同的服用建议。一些药物在空腹时吸收更好，而另一些则需要与食物一起服用来减少胃肠道的不适。例如，一些药物如苯妥英钠可能在空腹时吸收更快，但同时可能引起胃部不适，因此可能建议与食物同服以缓解胃部刺激。而另一些药物如卡马西平则受食物的影响不大，可以在饭前或饭后服用。

其次，食物可能影响药物的吸收速率和程度。高脂饮食可能增加某些药物的吸收，而纤维素含量高的食物可能会延缓药物的吸收。食物还可能与药物产生化学相互作用，影响药物的生物利用度。例如，含有大量钙的食物可能会与某些药物结合，减少药物的吸收。

最后，服用抗癫痫药物时应注意的不仅仅是其与食物的关系，还包括服药的规律性和一致性。对于大多数抗癫痫药物，维持血药浓度在一个稳定的治疗窗口内是非常重要的。因此，无论是选择在饭前还是饭后服用，最关键的是每天在相同的时间服用药物，保持一致性。此外，患者的个体差异也会影响药物的吸收和代谢。例如，年龄、体重、肝及肾功能状态、合并症和其他正在服用的药物都可能影响药物的作用。医生可能会根据这些个体因素调整药物的服用时间。

在实际操作中，医生和药师会提供具体的服用指导。患者应遵循医嘱，如果有任何疑问或出现不适，应及时与医生沟通。如果患者忘记了某次服药，应询问医生正确的补救措施，而不是自行决定如何处理。对于抗癫痫药物是在饭前还是饭后服用，并没有一成不变的规则。最佳的服用时间应该根据具体的药物指导、患者的个体情况和医生的建议来确定。患者应遵守医嘱，保持服药时间的一致性，并在出现任何问题时及时咨询医生。通过这样的方式，可以确保药物发挥最大的疗效，同时减少可能的不良反应。

抗癫痫药物漏服、忘服该怎么办？

抗癫痫药物的正确服用对于控制癫痫发作至关重要。抗癫痫药物通过维持血液中的一定药物浓度来减少或预防癫痫发作。因此，漏服或忘服药物可能导致血药浓度下降，增加癫痫发作的风险。如果发生漏服或忘服情况，应该采取适当的措施来应对。首先，如果意识到忘记服药，应该尽快补服。但是，如果距离下一次服药的时间很近，不应该将两剂药物一起服用，以避免过量。在这种情况下，应尽快补服，再按照药物间隔时间逐步调整用药

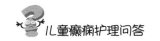
时间（如每次药物提前半小时口服，直至回到原本固定用药时间）。不要试图通过增加剂量来"补偿"漏服的药物，因为这可能会导致药物浓度过高，从而增加不良反应的风险。重要的是要记录漏服的时间和日期，并在下次看医生时告知。这有助于医生评估治疗方案是否需要调整。如果漏服药物后出现癫痫发作，应立即前往神经内科专科就诊，因为这可能表明现在的药物治疗方案需要重新评估。

此外，为了避免未来再次漏服，可以采用一些策略。

（1）设置提醒：使用手机闹钟、应用程序或药物提醒器来提醒按时服药。建立固定的日常习惯，每天在相同的时间服药。

（2）使用药盒：使用带有标记的日历药盒，它可以帮助患者追踪每天是否已经服药。

总之，漏服或忘服抗癫痫药物是一个需要认真对待的问题。一旦发生，应尽快采取措施，并与专业医务人员沟通，以确保治疗的连续性和有效性。通过采取预防措施和养成良好的服药习惯，可以最大限度地降低漏服的风险，从而帮助患者控制癫痫症状，提高生活质量。

抗癫痫药物吃多了应该怎么办？

当患者不慎摄入过量的抗癫痫药物时，可能会出现药物中毒的情况，这是一个需要紧急处理的医疗状况，一旦发生药物过量摄入，应前往最近的急诊室。如果怀疑药物过量，应立即停止服用抗癫痫药物，并保持患者的安全；监测患者的症状，这可能包括嗜睡、头痛、眩晕、视物模糊、言语不清、肌肉震颤、抽搐、呼吸困难、心律失常等，立即拨打急救电话或前往最近的急诊室，在等待救护车到来的时候，尽量保持患者清醒，避免躺下以降低呕吐物吸入的风险。向医务人员提供尽可能多的信息，包括所服用药物的名称、剂量、服用的次数及最后一次服用的时间，除非医务人员指示，否则不要试图自行通过催吐来排出药物，因为这可能引起更严重的并发症；在医院中，医生可能会采取各种措施来处理药物过量。

要记住，药物过量是一种严重的情况，需要立即采取措施。在任何疑似药物过量的情况下，最重要的是尽快获得专业医疗帮助。不要尝试自我治疗或等待症状消失，因为这可能导致病情恶化甚至危及生命。

服用抗癫痫药物吐了该怎么办？

当患者在服用抗癫痫药物后出现呕吐时首先要保持冷静，如果呕吐发生在服药后很短的时间内（通常是 30 分钟以内），药物可能没有被充分吸收，可能需要重新服用，但这一决定必须由医生做出，记录呕吐的时间及服用的药物名称和剂量，这些信息对医生评估患者的状况非常重要。在呕吐经常发生的情况下，识别和消除呕吐的潜在原因，如胃肠问题或同时患有的其他疾病，应积极前往医疗机构进行就诊，消除呕吐的原因，根据医生建议

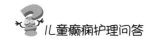

调整药物替代方案。总之，服用抗癫痫药物后出现呕吐需要谨慎处理，并且应该在医生的指导下进行。不要自行做出重新服药的决定，以免造成药物过量或引起其他并发症。保持与医疗团队的良好沟通，并听取他们的专业建议来确保患者的健康和安全。

抗癫痫药物快吃完了，要提前多久去医院开药？

抗癫痫药物是用于控制癫痫发作的重要治疗药物，对患者来说，维持规律的用药非常关键，能够防止病情的反复或加重。一旦发现抗癫痫药物即将用完，患者应该尽早计划去医院复诊并开取新的药物。那么，应该提前多久去开药呢？

首先，需要考虑的是医院复查主任的号源和个人的情况。通常情况下，建议至少在药物用完前一周去医院开药。这样可以保证即使遇到突发情况，如果医生的预约排期满了、药房缺药、个人突然有事等，也有足够的时间来解决这些问题，避免药物中断。以下是一些具体的操作建议。

（1）预约医生：如果就诊的医院需要预约，提前 1～2 周打电话或上网预约挂号，确保能在药物用完之前就诊。

（2）复诊准备：在去医院之前，准备好所有需要的文件，如医保卡、身份证、之前的病历、药物清单等，以便医生能快速了解病情和用药情况。

（3）剩余药物：检查现有的药物库存，确保知道每种药物还剩下多少，以便在复诊时告知医生具体的需求。

（4）紧急情况：如果发现药物即将用完，而又无法及时预约到医生，应该立即联系医院的急诊部门或咨询窗口，说明情况，寻求帮助。

（5）在线咨询：现在很多医院提供在线咨询或续方服务，如果就诊的医院提供这样的服务，可以在线联系医生说明情况，可能无须亲自去医院就能解决药物续方的问题。

（6）交通和日程：考虑可能的交通耗时和医院的等候时间，安排好复诊的日程，避免因为时间紧张而带来不必要的压力。

总之，抗癫痫药物的连续性对于控制病情非常重要。患者应提前规划，避免药物不足。如果患者对自己的用药情况或病情有疑问，应及时与医生沟通，以便得到最合适的指导和帮助。

抗癫痫药物服用多久要回去找医生评估重新调整药量？

抗癫痫药物的服用和药量调整通常是一个漫长且细致的过程，需要根据患者的具体情况和医生的指导来进行。通常，患者在开始服用抗癫痫药物后，医生会根据患者的反应和药物的效果来调整药物的剂量。

患者在刚开始服用抗癫痫药物时，通常需要较频繁地回访医

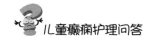

生，可能是几周一次，也可能是几个月一次。这是因为医生需要监测药物的疗效和可能出现的不良反应，以及患者的整体健康状况。在这个阶段，医生可能会频繁调整药物剂量，直到找到最适合患者的剂量。

当药物剂量稳定后，患者的回访频率可能会降低，但仍然需要定期回访医生。这些定期的回访可能是每三个月、每六个月甚至每年一次，具体取决于患者的病情稳定性、药物的长期效果和患者的个体差异。以下是一些需要回访医生进行评估和调整药量的情况。

（1）药物效果变化：如果患者感觉药物效果减弱，或是癫痫发作的频率、发作形式发生变化，需要及时回访医生。

（2）不良反应：出现新的不良反应或原有不良反应加重时，应及时与医生沟通，可能需要调整药物剂量或更换药物。

（3）生理变化：患者体重显著变化、年龄增长等生理变化可能影响药物的代谢和效果，需要调整药物剂量。

（4）其他药物的影响：如果患者开始或停止使用其他药物，这些药物可能会与抗癫痫药物相互作用，影响药效或增加不良反应发生的风险，需要医生评估是否调整剂量。

（5）长期管理：即使病情稳定，患者也需要定期进行血液检查和健康评估，确保长期服用抗癫痫药物不会影响身体的其他功能。

（6）停药或换药：在特定情况下，如果患者尝试停药或需要换用其他药物，必须在医生的指导下进行，这通常需要逐步调整剂量，并密切监测病情的变化。

因此，患者应该与医生保持良好的沟通，根据医生的建议和自己的具体情况来确定回访的时间。在任何情况下，患者都不应该自行改变药物剂量或随意停药，这可能会导致病情的不稳定甚至加重。总的来说，抗癫痫药物的服用和剂量调整是一个个体化的过程，需要根据患者的病情和反应来定期评估和调整。患者应遵医嘱，定期回访医生，确保药物治疗的效果和安全性。如果有任何疑问或不适，应立即联系医生。

抗癫痫药物可以与其他药物同服吗？

抗癫痫药物与其他药物是否可以同服是一个复杂的问题，需要根据具体的药物种类、患者状况，以及可能的药物相互作用来综合判断。药物相互作用可能会影响药物的疗效，增加不良反应，甚至导致严重的健康问题。因此，在考虑抗癫痫药物与其他药物同服的问题时，必须严格遵医嘱，并在医生监督下进行。

抗癫痫药物的种类繁多，包括苯妥英、卡马西平、拉莫三嗪、左乙拉西坦、托吡酯等。这些药物通过不同的机制来控制或减少癫痫发作。然而，它们也可能与其他药物产生相互作用，这些相互作用可以分为药动学和药效学两大类。

药动学相互作用发生在药物的吸收、分布、代谢和排泄过程中。例如，一些抗癫痫药物能够诱导肝脏中的酶系统，加速其他药物的代谢，从而降低这些药物的血药浓度和疗效。反之，如果其他药物抑制了这些酶系统，可能会导致抗癫痫药物的血药浓度

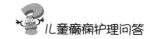

升高，增加毒性风险。

药效学相互作用则是指药物直接影响或改变另一种药物的药理作用。例如，某些药物可能会增强中枢神经系统的抑制作用，与抗癫痫药物合用时可能会导致过度镇静或呼吸抑制。

在考虑抗癫痫药物与其他药物同服的问题时，告知医生所有正在服用的药物，包括处方药、非处方药、草药补充品、维生素和其他补充剂，以便医生评估可能的相互作用。在开始、停止或更改任何药物的剂量时，都应咨询医生，医生可以帮助患者理解可能的风险，并提供适当的建议。遵医嘱服用药物，如果医生建议在特定时间服用药物，或者要求在服药前后避免某些食物或饮料，这都可能是为了降低药物相互作用的风险。在使用抗癫痫药物期间，如果感觉到任何不寻常的症状，比如头晕、呼吸困难、心跳加快等，应立即通知医生。

抗癫痫药物的血药浓度可能需要定期监测，以确保药物处于有效且安全的范围内。同时，其他药物的血药浓度也可能需要监测。

虽然在某些情况下，抗癫痫药物可以与其他药物同服，但这需要在医生的指导下进行。自行组合药物使用可能会引起严重的健康问题。因此，任何有关药物组合的决定都应该在专业医务人员的建议下进行。通过与医疗团队紧密合作，患者可以确保他们的治疗既安全又有效。

家长应怎样帮助患儿养成良好的服药习惯？

对于患有慢性健康问题的儿童，坚持服药是有效管理健康的关键。家长在帮助孩子养成良好用药习惯方面扮演着重要角色。

（1）理解用药依从性的重要性：讨论定期用药如何控制症状、预防并发症，提高儿童的整体健康水平和生活质量。解决常见问题，如遗忘、抗拒、口味厌恶及与服药相关的恐惧。营造一个孩子可以舒适地讨论他们对药物的感受及他们面临的任何挑战的环境。实施奖励制度或正面强化，以鼓励依从性。这可能包括奖励或称赞按处方服药。

（2）建立规律：强调将药物定期纳入儿童的日常生活中，如早餐时或睡前。使用图表或日历等视觉工具，帮助年幼的儿童理解和遵循他们的用药时间表。探讨使药物更美味的方法，如掩盖味道或使用液体或咀嚼片等替代形式，如果可行的话。对于害怕吞服药片或抵制服药的儿童，逐渐引入概念并给予支持和鼓励。

（3）教育方法：以适合年龄的方式教育儿童有关他们的药物，包括药物的作用及为何药物对管理疾病很重要。对于年龄较大的儿童，教给他们有关自己病情的知识及药物在管理疾病中的作用。根据孩子的年龄和成熟度，逐渐让他们参与其中，从简单的任务开始，比如提醒他们按处方服药，最终让他们独立管理药物。对于青少年，重点是使他们能够对自己的药物负责，如传授理解剂量和管理补充计划的技能。

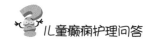

（4）利用工具和技术：使用药物盒、闹钟和手机应用等工具，提醒孩子何时服药。利用智能手机应用等工具，使儿童更有兴趣参与药物管理。与孩子的医疗保健团队保持一致的沟通，讨论与用药依从性有关的任何问题。如果面临重大挑战，咨询医疗保健提供者关于改善依从性的建议，尤其是漏服药物的情况。了解并教导孩子如果漏服药物，按照医疗保健提供者的建议该怎么做。教育孩子关于为了弥补漏掉的剂量而额外服药的风险，除非医疗保健提供者明确指示。

（5）特别注意事项：与学校老师合作，确保孩子在上学期间满足药物需求。认识到与用药相关的社会和情感挑战，并为儿童提供支持，帮助他们应对这些挑战。

培养儿童良好的用药习惯是一个多方面共同合作的过程，需要家长的耐心、理解和一致性。通过创造一个支持性的环境、教育儿童及使用实用的工具和策略，家长可以显著提高孩子的用药依从性。与医疗保健提供者保持定期沟通，并随着孩子的成长调整方法，对于长期的成功至关重要。

抗癫痫药物的停药原则有哪些？

抗癫痫药物的停药原则是指在癫痫患者服用了一段时间的抗癫痫药物后，如何正确安全地减少或停止服用这些药物的一系列指导原则。这些原则非常重要，因为不当停药可能会导致癫痫发作的再次出现或加剧，甚至可能引发严重的癫痫持续状态。

停药应该在医生的指导下进行，医生会根据患者的病情、发作类型、治疗反应和药物不良反应等因素，决定是否适合停药。病情稳定后考虑停药，通常情况下，只有在患者服用抗癫痫药物后 2 ~ 5 年没有发作，且脑电图结果正常或明显改善，才会考虑停药。停药过程应该缓慢进行，逐步减少药物剂量，以降低发作风险。这个过程可能需要几个月甚至更长时间。通常不建议突然停止服用抗癫痫药物，因为这可能会引发癫痫发作。在减药过程中，患者和家属需要密切注意任何可能的癫痫发作迹象。如果出现发作或其他不适，应立即告知医生。在停药期间，患者应该保持健康的生活方式，包括充足的睡眠、规律的饮食、避免过度疲劳和过大压力，以及限制或避免酒、可乐、咖啡、浓茶的饮用和使用可能诱发癫痫的药物或物质。

患者应该尽量避免已知的诱发癫痫的因素，如强光刺激、睡眠不足、过度消耗等。在停药过程中，患者需要定期复诊，医生可能会通过脑电图或其他检查来评估病情的变化。患者和家属应该了解停药可能带来的风险，包括发作的可能性，以及如何应对突然发作。停药可能会给患者带来焦虑和不确定感，因此患者可能需要心理支持和鼓励，以帮助他们顺利过渡。

每个患者的情况都是独特的，停药计划应该是个体化的，根据患者的具体情况来制订。总之，抗癫痫药物的停药是一个需要慎重考虑的过程，必须在医生的指导下进行。患者在服用抗癫痫药物时应该与医生保持良好的沟通，讨论病情的变化和治疗计划。在整个停药过程中，患者需要遵循医嘱，注意身体变化，并在遇到问题时及时寻求医疗帮助。通过这样的方式，可以最大限

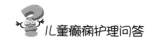

度地降低停药风险，为患者的健康和生活质量提供保障。

什么情况下可以考虑减停抗癫痫药物？

癫痫是一种常见的神经系统疾病，它的特点是脑神经元异常放电导致的突发性、短暂的大脑功能障碍。治疗癫痫的主要方法之一是使用抗癫痫药物，这些药物可以帮助控制或减少癫痫发作。然而，并不是所有的癫痫患者都需要终身服用抗癫痫药物。在某些情况下，医生可能会建议减少或停止药物的使用。那么，什么情况下可以考虑减停抗癫痫药物呢？

首先，如果患者在连续服用抗癫痫药物后，已经有 2 年或更长时间没有发作，那么医生可能会考虑是否可以减少药物剂量或逐步停药。这是因为长时间没有发作表明患者的病情可能已经稳定，减药的风险相对较低。

其次，在考虑减停药物之前，医生通常会要求进行一系列的检查，包括脑电图和可能的影像学检查，以评估患者的脑电活动和大脑结构是否有异常。如果检查结果显示脑电图正常，没有异常放电，这可能是一个减药的积极信号。

此外，患者的年龄和癫痫的类型也是医生考虑的因素。儿童和青少年患者，尤其是那些因特定类型的癫痫（如良性儿童期癫痫）而服药的患者，他们的癫痫有可能随着年龄的增长而自然缓解。对于这部分患者，在经过一段时间的成功控制后，减药可能是一个选项。

然而，减少或停止抗癫痫药物使用的决定必须非常谨慎，并且在医生的指导下进行。医生会根据患者的整体健康状况、药物不良反应、生活质量及患者本人的意愿来综合考虑。

如果决定减药，这个过程应该非常缓慢和谨慎。通常，医生会逐渐减少药物剂量，而不是突然停止用药，这样可以降低发作的风险。在减药过程中，患者需要密切监测自己的症状，并在发现任何异常时立即联系医生。

患者在减药期间应该保持健康的生活方式，避免已知的诱发癫痫的因素，如睡眠不足、过度疲劳、饮酒等。同时，定期进行复诊，让医生评估病情的变化，并根据需要调整治疗计划。需要注意的是，并不是所有的癫痫患者都适合减药。对于那些癫痫控制不佳、频繁发作或有严重脑电图异常的患者，停药可能会带来很大的风险。此外，一些特定类型的癫痫，如患者有明显的脑部结构异常，或者癫痫与其他神经系统疾病相关联的情况，可能需要长期甚至终身服用药物。

总之，减少或停止抗癫痫药物使用是一个需要个体化考虑的复杂决策。患者和医生需要紧密合作，充分讨论所有的风险和好处，并在整个过程中保持良好的沟通。只有在综合评估了患者的病情稳定性、发作风险、生活质量及其他相关因素后，医生才会建议减药或停药，并制订适合患者的个性化计划。

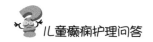
吃药了癫痫还是发作应该怎么办？

癫痫是一种神经系统疾病，其特征是反复发生的非由外界刺激引发的癫痫发作。这些癫痫发作可以以各种形式出现，给个体的生活造成重大影响。抗癫痫药物在控制癫痫发作方面起着至关重要的作用，并且在癫痫的管理中是必不可少的。然而，由于诊断错误、不合适的药物选择或药物抵抗等因素，即使在服药期间癫痫发作可能仍在持续。服用处方药物方案至关重要，因为不依从可能导致癫痫持续发作并加重病情。

当一个正在服用抗癫痫药物的患者癫痫发作时，这可能表明当前的治疗方案需要重新评估。在癫痫发作时，首先要保持冷静。如果您是照顾者，确保患者安全，使其平躺在地上，将头部侧向一侧以防止呕吐物堵塞气道，并在其头下放置柔软的物品以免受伤。不要试图将任何东西放入患者的嘴中，也不要试图限制其活动。如果发作持续超过 5 分钟，或者患者接连不断地发作而没有恢复意识，或者是患者首次发作，应立即拨打紧急电话寻求医疗帮助，并记录发作的时间、持续时间、患者表现的症状及发作前后的情况。这些信息对医生调整治疗方案至关重要。

复查用药情况，确认患者是否按时、按量服用了药物。遗漏剂量或不规律服药可能导致药物水平下降，从而诱发癫痫发作。在发作后，应尽快与医生联系，安排复诊。医生可能会建议进行额外的测试，比如血药浓度监测或脑电图，以确定是否需要调整药物剂量或更换药物。如果发作是由药物不足或不适合引起的，医生可能会增加当前抗癫痫药物的剂量，或添加另一种药物，或更换一种不同的药物。

癫痫患者应避免已知的诱发因素，比如缺乏睡眠、压力、过度疲劳和饮酒。保持健康的生活习惯，如规律的睡眠模式、平衡的饮食和适度的运动，对于控制癫痫至关重要。如果药物治疗无效，可能需要考虑其他治疗选项，如外科手术、神经调节治疗（如迷走神经刺激器）或饮食疗法（如生酮饮食）。

癫痫发作可能导致患者感到沮丧或焦虑。提供心理和情感支持，鼓励患者寻求专业心理咨询，可能有助于改善其心理状态。癫痫患者和照顾者应该接受有关癫痫的教育，了解如何管理癫痫发作，以及如何减少发作发生的风险。增强对癫痫的认识有助于患者更好地控制病情。

总之，即使在服用药物的情况下，癫痫患者也可能会发作。关键是在发作后及时寻求医疗帮助，与医生合作评估和调整治疗方案，并进行适当的生活方式调整来降低未来发作的风险。患者和照顾者应该接受适当的教育，以便更好地理解和管理这种状况。

服药时间可以自行调整吗？

抗癫痫药物的服用需要严格遵守医嘱，因为癫痫是一种需要长期管理的慢性神经系统疾病。患者在使用抗癫痫药物的过程中，通常需要定期复诊，以便医生可以监测病情的变化和药物的疗效及不良反应。在此过程中，医生可能会根据患者的具体情况

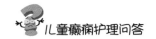

调整药物的剂量或种类。

患者在没有医嘱的情况下自行调整抗癫痫药物的服用时间或剂量是非常危险的。这样做可能会导致以下几个问题。

（1）药效不稳定：抗癫痫药物需要在体内保持一定的血药浓度，以确保其疗效。不规律的服药时间或不恰当的剂量可能导致血药浓度波动，从而增加发作的风险。

（2）不良反应风险增加：过量服用可能会增加药物不良反应的风险，包括但不限于嗜睡、头晕、视物模糊、协调能力下降等。这些不良反应可能会对患者的日常生活和工作造成影响。

（3）突然停药的风险：如果患者未经医嘱突然停止服用抗癫痫药物，可能会引发严重的癫痫发作，甚至导致癫痫持续状态发生。

（4）药物相互作用：抗癫痫药物与其他药物之间可能存在相互作用，自行调整药物可能会影响其他药物的效果，或者增加不良反应的风险。

（5）病情监测问题：医生通过定期的复诊和检查来监测病情的变化，患者自行调整药物可能会干扰医生对病情的判断和治疗计划的制订。

因此，对于抗癫痫药物的任何调整，都必须经过医生的评估和指导。如果患者感觉当前的治疗方案不够有效，或者药物不良反应难以忍受，应及时与医生沟通。医生会根据患者的具体情况，考虑是否需要调整治疗方案。在某些情况下，如患者因为工作或生活习惯的改变需要调整服药时间，也应首先咨询医生。医生可能会建议如何调整服药时间，以最小化对病情控制的影响。

父母该如何教育青春期患者规律服药？

青春期是孩子成长过程中的一个关键时期，身体和心理都会经历显著的变化。对患有癫痫的青少年来说，规律服药是控制病情、减少发作次数的重要手段。父母在教育和引导青春期癫痫患者规律服药时，需要细心、耐心和采用科学的方法。

首先，父母需要充分了解癫痫这一疾病，包括它的病因、症状、治疗方法及患者在服药期间可能遇到的问题。这样，父母才能更好地帮助孩子应对疾病，为孩子提供准确的信息和支持。

其次，父母应当与孩子建立良好的沟通。青春期的孩子往往追求独立个性，可能会对父母的干涉感到反感。因此，父母应当以平等、尊重的态度与孩子交流，解释为什么规律服药对控制病情至关重要，并鼓励孩子表达自己的感受和困惑。

父母应当树立榜样，帮助孩子养成良好的生活习惯。青春期的孩子容易受到外界影响，父母的行为会直接影响到孩子。父母可以通过自己规律的生活习惯来引导孩子，如按时就寝、健康饮食等，从而帮助孩子养成规律服药的习惯。

父母可以使用一些辅助工具来帮助孩子记住服药时间，如设定手机提醒、使用药盒等。同时，父母可以与孩子一起制订服药计划，让孩子参与到管理自己健康的过程中来，增强孩子的责任感。

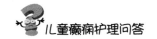
父母应当鼓励孩子进行适当的体育活动。运动不仅可以提高身体素质，增强自信，也有助于稳定情绪，降低癫痫发作的风险。当然，运动的种类和强度应当根据医生的建议和孩子的身体状况来确定。

父母需要密切关注孩子的情绪变化。青春期的孩子情绪波动较大，而情绪波动可能会诱发癫痫发作。父母应当提供一个温馨、稳定的家庭环境，帮助孩子学会情绪管理技巧，如深呼吸、冥想等。

父母应当与孩子的医生保持良好的沟通，及时了解孩子的病情变化和治疗反应。如果孩子在服药过程中出现任何问题，如不良反应、服药后出现不适等，父母应当及时与医生沟通，寻求解决方案。

最后，父母应当给予孩子足够的关爱和支持。青春期的癫痫患者可能会因为疾病而感到自卑、焦虑，父母的理解和支持对于孩子的心理健康至关重要。父母应当鼓励孩子积极面对疾病，帮助他们建立起战胜疾病的信心。

总之，父母在教育青春期癫痫患者规律服药时，需要做到了解疾病、建立沟通、树立榜样、使用辅助工具、鼓励运动、关注情绪、与医生合作和给予关爱支持。通过这些方法，父母可以帮助孩子更好地管理自己的疾病，减少癫痫发作次数，促进身心健康。

癫痫患儿服用抗癫痫药物需要持续多长时间？

治疗癫痫的关键在于长期稳定控制病情，抗癫痫药物的使用是目前治疗癫痫最常见和最基本的方法。关于癫痫患儿服用抗癫痫药物需要持续的时间，这个问题没有统一的答案，因为这依赖于许多因素，包括病情的严重程度、发作的类型和频率、患者对药物的反应及患者的整体健康状况。

在开始治疗时，医生会根据患儿的具体情况选择合适的抗癫痫药物，并且通常会推荐持续服药 2 ~ 5 年。如果患儿在这段时间内没有发作，医生可能会考虑逐渐减小药量，最终停药。但这一决定必须在医生的严密监控下进行，因为过早或不恰当地停药可能会导致癫痫发作的复发。有几个因素会影响到抗癫痫药物治疗的持续时间。

（1）发作类型和频率：某些类型的癫痫，如儿童期良性癫痫，可能在成长过程中自然缓解，而一些复杂类型的癫痫患儿可能需要终身治疗。

（2）疗效反应：如果患儿对某种药物反应良好，且在治疗期间未出现发作，医生可能会建议尝试减药或停药。相反，如果患儿对药物反应不佳，可能需要更长时间的治疗或尝试其他药物。

（3）不良反应：长期服用抗癫痫药物可能会产生不良反应，这可能影响治疗的持续时间和药物的选择。

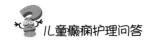

（4）患儿的整体健康状况：是否有其他并发症，也会影响治疗计划。

在考虑停药之前，医生会仔细评估患儿的病情，可能包括脑电图等检查，以确定患儿的大脑活动是否已经正常化。停药通常是一个逐渐的过程，医生会缓慢减小药物剂量，以降低复发的风险。

值得注意的是，即使患儿已经长时间没有发作，也不能自行决定停药。停药的决定必须由经验丰富的医生来做，并且需要在医生的指导下进行。此外，即使在停药后，患儿仍需定期进行健康监测，以确保病情的稳定。

在整个治疗过程中，家长的支持和合作至关重要。家长应该确保患儿按时服药，并密切注意任何可能的不良反应。同时，家长应该与医生保持良好的沟通，及时分享患儿的健康状况和存在的任何疑虑。

总的来说，抗癫痫药物的服用时间取决于多种因素，需要制订个体化治疗方案。医生将根据患儿的具体情况来决定最佳的治疗时长，并在整个过程中密切监控患儿的反应和病情进展。

医生要求查血药浓度，有什么意义？

在治疗中，查血药浓度是一种重要的检测手段，用于测量血液中特定药物的浓度。这种检测对于确保药物治疗的安全性和有效性至关重要，尤其是在使用那些具有狭窄治疗窗口的药物时。

所谓的狭窄治疗窗口，是指药物产生治疗效果所需的最低浓度与可能引起毒性反应的最低浓度之间的范围较小。

医生要求查血药浓度的原因可能包括以下几点。

（1）确定药物剂量：通过测量血药浓度，医生可以判断当前的剂量是否合适。如果浓度过低，可能需要增加剂量以达到治疗效果；如果浓度过高，则可能需要减少剂量以避免毒副作用。

（2）监测疗效：血药浓度可以帮助评估药物的疗效，确保患者得到足够的药物来控制病情，如控制癫痫发作、维持心律正常等。

（3）避免发生不良事件：某些药物过量可能导致严重的不良反应或毒性反应。监测血药浓度可以帮助预防这些不良事件的发生。

（4）个体化治疗：由于个体差异，不同患者对同一剂量的药物反应可能不同。年龄、体重、肾脏和肝脏功能、遗传因素、并用药物等因素都会影响药物的代谢和清除。通过血药浓度监测，医生可以为每个患者定制个性化的治疗方案。

（5）检查患者依从性：血药浓度检测可以帮助医生了解患者是否按照处方规定的剂量和时间服用药物，确保治疗计划的执行。

（6）药物相互作用：当患者需要同时使用多种药物时，可能会发生药物相互作用，影响药物的代谢和清除。血药浓度监测可以帮助医生了解药物相互作用的情况，并及时调整治疗方案。

（7）特殊情况：在一些特殊情况下，如肝脏或肾脏功能不全的患者，药物的代谢和排泄可能受到影响，需要特别注意药物剂

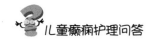
量的调整。血药浓度监测在这些情况下尤为重要。

血药浓度检测的操作通常是通过抽取患者的血液样本，在实验室中使用化学分析方法来测定药物浓度。医生会根据药物的药代动力学特性、患者的临床状况及药物治疗的目的来解读这些结果，并据此调整药物剂量。

总之，查血药浓度是一种帮助医生评估和调整药物治疗方案的重要手段。它可以提高治疗的安全性和有效性，降低不良反应的风险，并为患者提供个性化的医疗护理。患者应遵循医生的指示，按时进行血药浓度检测，并根据医生的建议调整治疗方案。

药物说明书上关于儿童用药方面的内容不多，这是怎么回事？

药物说明书上关于儿童用药信息较少的情况，主要是由以下几个原因所致。

（1）临床试验限制：在药物研发的早期阶段，药物的安全性和有效性主要在成人群体中进行测试。由于伦理和法律的限制，儿童往往不被纳入早期的临床试验中。儿童的生理发育特点、疾病状态和药物反应可能与成人有显著不同，因此在没有充分数据支持的情况下，药物说明书上无法提供详细的儿童用药信息。

（2）道德和保护问题：儿童作为一个特殊的、未完全成熟的群体，需要更多的保护。在药物试验中涉及儿童会引发伦理上的担忧，因为儿童可能无法完全理解试验的意义和潜在风险，并且不能独立做出知情同意。因此，研究者在进行儿童相关的药物研究时会更加谨慎。

（3）生理和药代动力学差异：儿童的代谢系统、器官功能及身体对药物的反应与成人存在差异，这些差异随着儿童的成长而变化。因此，确定儿童的药物剂量和使用指南需要更多的研究和数据支持。在没有足够数据的前提下，药物说明书上很难提供准确的儿童用药指导。

（4）市场和经济因素：儿童用药市场相对较小，药物公司可能不愿意投入大量资金来进行儿童用药的研究。这导致儿童用药相关的研究较少，进而影响了药物说明书上儿童用药信息的丰富程度。

（5）法规要求：在某些国家和地区，药物说明书上必须提供的信息由相关法规和指导原则决定。如果法规对儿童用药的信息要求不严格，药物生产商可能不会主动提供额外的信息。

总之，药物说明书上关于儿童用药信息较少的问题反映了儿童药物研究领域的挑战。随着对儿童用药安全性和有效性认识的提高，以及相关法规和政策的改进，未来药物说明书上有关儿童用药的信息应会逐渐增加，从而为儿童提供更安全、更有效的药物治疗方案。在此过程中，医生和药师在对儿童用药时需特别谨慎，必要时可以参考专业指南和最新的研究资料，确保儿童用药的安全性和合理性。

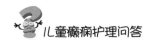

常听医生护士讲患者的"依从性"，这是什么意思？

患者的"依从性"（也称为"服药依从性"或"治疗依从性"）是指患者遵循医疗专业人员的治疗建议和指导，包括按时服药、遵守正确合理的饮食和生活方式、定期进行检查和治疗等。依从性是衡量患者在医疗过程中积极参与程度的一个重要指标，它直接影响治疗效果和患者的健康结局。

高依从性意味着患者能够严格按照医生的指示进行治疗，而低依从性则指患者未能完全遵守医嘱，可能会导致治疗效果不佳、疾病恶化、增加复发风险，甚至可能导致死亡。低依从性还可能增加医疗资源的浪费，因为患者可能需要额外的治疗和医疗干预。

1. 影响患者依从性的因素

影响患者依从性的因素很多，可以分为患者相关因素、疾病相关因素、治疗相关因素、社会经济因素和医疗系统因素。

（1）患者相关因素：包括患者的年龄、性别、教育水平、文化背景、心理状态、对疾病的认识和态度、对治疗效果的期望等。例如，患者可能因为对不良反应的担忧、对疾病认识不足或对治疗方案怀疑而不愿意遵医嘱。

（2）疾病相关因素：慢性病患者可能需要长期服药和治疗，这对于患者的依从性是一个挑战。疾病的严重性和症状的显著性也可能影响患者的依从性。

（3）治疗相关因素：治疗方案的复杂性、不良反应的严重性、治疗的持续时间及需要的医疗干预频率等都会影响患者的依从性。简单、不良反应小的治疗方案通常更容易被患者接受。

（4）社会经济因素：患者的经济状况、工作状况、家庭支持和社会网络等都会影响其依从性。例如，药物费用高昂可能会导致经济困难的患者不愿意购买或服用药物。

（5）医疗系统因素：医生与患者之间的沟通质量、医疗信息的可理解性、医疗服务的可获取性和便利性等都会影响患者的依从性。良好的医患关系和对患者的教育可以显著提高依从性。

2. 提高患者依从性的策略

（1）增强医患沟通，确保患者充分理解疾病和治疗方案的重要性。

（2）简化治疗方案，如减少每日服药次数或推荐使用持续释放制剂。

（3）制订个性化的治疗计划，考虑患者的生活习惯和偏好。

（4）使用依从性辅助工具，如药物提醒器、手机应用程序或日历。

（5）关注患者的心理健康，提供必要的心理支持和咨询服务。

（6）提供经济支持，如药物费用补贴或医疗保险。

总之，患者的依从性对于获得医疗干预的最佳效果至关重要。通过综合考虑多方面因素并采取相应策略，医疗专业人员可以帮助患者提高依从性，从而改善健康结局。

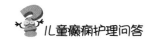

为什么癫痫不发作了，还要坚持服用抗癫痫药物？

虽然癫痫发作可能会自行停止，但是在很多情况下，为了控制癫痫发作并降低复发的风险，需要长期服用抗癫痫药物。以下是为什么即使癫痫不发作了，仍然需要坚持服用抗癫痫药物的原因。

（1）预防复发：抗癫痫药物可以帮助保持大脑中的神经元电活动平衡，从而预防新的发作。停药可能导致这种平衡被打破，增加癫痫发作的风险。

（2）维持药物疗效：抗癫痫药物通常需要在体内维持一定的稳态浓度才能发挥作用。突然停药可能导致血药浓度迅速下降，从而减少药物对癫痫发作的控制。

（3）医生建议：医生通常会建议在无发作的情况下至少连续服用抗癫痫药物一段时间（通常是 2～5 年）后，才考虑是否可以逐渐减药或停药。

（4）个体差异：每个患者的情况都是独特的，一些患者可能需要终身服用抗癫痫药物来控制病情。

（5）降低发作带来的风险：癫痫发作可能导致伤害、事故、学习和记忆问题，以及社交和工作方面的困难。长期服用抗癫痫药物可以降低这些风险。

（6）撤药计划：如果医生和患者一起决定尝试停药，这通常会通过一个缓慢减量的过程来完成，以降低撤药引起发作的风险。

因此，即使癫痫患者在一段时间内没有发作，也不应该自行决定停止服用抗癫痫药物。任何关于药物使用的决定都应该在医生的指导下进行，以确保安全和药物有效性。

为什么在长期服用抗癫痫药物后不能突然停药？

长期服用抗癫痫药物后不能突然停药的原因主要包括以下几点。

（1）癫痫发作风险增加：突然停止服用抗癫痫药物可能导致大脑神经元的电活动再次失衡，从而增加癫痫发作的风险。这种风险可能比逐渐减少药量时的风险要高。

（2）撤药性发作：快速减药或突然停药可能导致所谓的"撤药性发作"，即由药物突然撤除而引发的发作，这种发作有时可能比患者以前经历的发作更严重。

（3）癫痫持续状态：在某些情况下，突然停药可能导致严重的并发症，如癫痫持续状态，这是一种潜在的生命威胁状态，表现为持续的癫痫发作，需要紧急医疗干预。

（4）药物依赖性：长期服用抗癫痫药物可能使大脑产生对药物的依赖性。突然停药会打破这种依赖，可能导致撤药反应，包括发作和其他身体症状。

（5）药物戒断症状：某些抗癫痫药物可能会引起戒断症状，

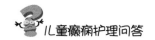

如焦虑、失眠、心悸、头痛和其他不适感，这些症状可能在突然停药后出现。

（6）药物代谢变化：长期服用某些抗癫痫药物可能会影响药物的代谢和清除速率。突然停药可能会导致药物代谢不可预测的变化，进而影响其他药物的效果。

（7）心理影响：对患者来说，突然停药可能会引起心理上的不确定性和焦虑，尤其是如果他们担心发作会重新开始。

因此，如果需要停止服用抗癫痫药物，通常建议在医生的指导下逐渐减少剂量，而不是突然停止。这种缓慢减药的过程称为"逐渐撤药"或"逐渐减量"，可以帮助降低上述风险，并允许医生监控患者的反应，确保安全地停药。

服用抗癫痫药物后多久可以停药？

是否停止服用抗癫痫药物是一个复杂的决定，需要根据个体情况来定。以下是一些通常在做出停药决定时考虑的因素。

（1）癫痫发作控制情况：通常，医生会建议在患者经历了一段无发作期之后（通常是 2～5 年）才考虑停药。这段时间的长度可能会因为患者的具体情况和癫痫类型而有所不同。

（2）癫痫类型和病史：某些类型的癫痫和特定的病史可能会影响停药的决定。例如，某些综合征相关的癫痫可能不适合停药。

（3）脑电图结果：正常或接近正常的脑电图结果可能会增加

成功停药的可能性，而异常的脑电图结果可能会提示继续服药的需要。

（4）年龄：儿童和青少年的癫痫在长时间无发作后停药的成功率可能比成年人更高。

（5）个人偏好和生活状况：患者的生活状况、职业风险和个人偏好也会影响停药的决定。

（6）药物不良反应：如果患者经历了严重的药物不良反应，可能会考虑在较短的无发作期后停药。

（7）医生的建议：医生会根据患者的整体健康状况、癫痫控制情况和其他医疗因素给出是否停药的专业建议。

停药过程应在医生的指导下进行，通常包括逐渐减少药物剂量的步骤，以减少发作风险和撤药反应。如果患者在减药过程中发生新的发作，可能需要重新评估是否继续停药或调整药物剂量。重要的是，每个患者的情况都是独特的，因此停药的决定应该是个性化的，基于全面的医疗评估和医患之间的详细讨论。

癫痫患儿在停用药物后会复发吗？

癫痫患儿在停用药物后复发的风险因个体而异。有些儿童在停药后可以继续保持无发作状态，而有些儿童可能会经历复发。复发的风险取决于多种因素，包括但不限于以下几点。

（1）癫痫类型：某些类型的癫痫，如儿童期良性癫痫，停药后复发的风险较低。而其他类型，如与某些神经系统综合征相关

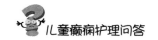

的癫痫，可能有更高的复发风险。

（2）发作控制情况：在停药前已经有较长时间（通常是2～5年）无发作的儿童，复发的风险通常较低。

（3）脑电图结果：正常或接近正常的脑电图结果可能预示着较低的复发风险，而异常的脑电图结果可能预示着较高的复发风险。

（4）年龄和发病年龄：早期发病（尤其是在第一年生活中）和较晚停药可能与较低的复发风险相关。

（5）药物剂量和减药速率：如果药物剂量很高或减药过程过快，可能增加复发风险。

（6）个人和家族病史：家族中有癫痫病史的儿童可能有更高的复发风险。

（7）其他健康问题：存在其他神经系统问题或发育迟缓的儿童可能有更高的复发风险。

医生通常会在考虑上述因素后，提供关于停药的建议。如果决定停药，医生通常会建议逐渐减少药物剂量，以降低复发风险。即使采取了所有预防措施，仍然有可能发生复发，因此在停药后需要密切监测儿童的状况，并在发现任何新的发作迹象时及时与医生联系。

患儿在减停药物时出现了癫痫发作，这是怎么回事？

儿童在减少或停止癫痫药物时出现发作，可能是出于以下几个原因。

（1）药物剂量减少：药物剂量减少可能导致之前被控制的发作阈值降低，从而使得发作再次发生。

（2）撤药速度过快：如果药物减量的速度过快，患儿的大脑可能无法适应药物水平的变化，导致发作。

（3）药物依赖性：长期使用某些抗癫痫药物可能导致大脑对药物产生依赖性，当药物被减少或停止使用时，可能会引起发作。

（4）潜在的癫痫活动：即使在药物治疗期间未出现发作，也可能存在未被完全抑制的潜在癫痫活动。当药物支持减少时，这些活动可能再次导致临床发作。

（5）触发因素：减药期间可能存在其他触发因素，如睡眠不足、压力增加、疾病或发热等，这些都可能导致发作的风险增加。

（6）个体差异：每个患儿的情况都是独特的，他们对药物的反应和撤药的耐受性也不尽相同。当在减药过程中出现新的发作时，这通常需要重新评估患儿的治疗计划。医生可能会建议暂停减药过程，增加药物剂量，或者尝试其他治疗方法。在某些情况下，医生可能会决定延长药物治疗的时间，直到再次达到一段较

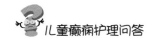

长的无发作期。

因此，减药和停药过程应该在医生的仔细监督下进行，并且需要密切监测患儿的反应。如果出现新的发作，应该及时与医生沟通，以便及时调整治疗方案。

常见的抗癫痫药物的不良反应有哪些？

抗癫痫药物可以有效控制发作，但它们也存在一些不良反应。不同的药物有不同的副作用谱，而且不同的患者可能对同一药物的反应也不同。以下是一些常见的抗癫痫药物的潜在不良反应。

（1）中枢神经系统反应：包括疲劳、嗜睡、头晕、注意力不集中、记忆力障碍、行为改变、协调障碍（共济失调）等。

（2）胃肠道反应：如恶心、呕吐、腹泻、便秘和胃部不适。

（3）情绪和行为改变：包括抑郁、焦虑、易怒、攻击性、情感波动等。

（4）皮肤反应：皮疹、药物性过敏反应、多形红斑等。

（5）体重变化：某些抗癫痫药物可能导致体重增加或减少。

（6）认知障碍：特别是在儿童和老年人中，可能出现认知功能下降。

（7）骨骼健康问题：长期使用某些抗癫痫药物可能增加骨折风险，可能与药物引起的骨质疏松有关。

（8）生殖健康和性激素水平：某些药物可能影响性激素水平，导致性功能障碍、月经不规律等。

（9）视力问题：部分抗癫痫药物可能导致视物模糊或复视。

（10）血液学变化：某些药物可能影响血细胞的产生，导致贫血、白细胞减少症或血小板减少症。

（11）肝脏和肾脏功能：个别药物可能会影响肝脏或肾脏功能，需要定期监测肝功能和肾功能指标。

（12）多器官过敏反应：如史蒂文斯－约翰逊综合征和中毒性表皮坏死松解症，这些是罕见但严重的反应。

需要注意的是，不是所有患者都会经历这些不良反应，而且不良反应的严重程度也因人而异。在开始任何抗癫痫药物治疗前，医生会评估患者的病史和药物的潜在风险，并在治疗过程中监测患者的反应。如果不良反应严重影响患者的生活质量，医生可能会调整剂量或更换其他药物。

服用抗癫痫药物时出现了药物的不良反应时该怎么办？

在使用抗癫痫药物时出现了不良反应，应采取以下步骤。

（1）不要慌张：首先，保持冷静。许多轻微的不良反应在身体适应药物后会自行减轻或消失。

（2）记录症状：详细记录出现不良反应时的性质、开始时

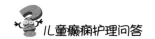

间、持续时间、严重程度及其对日常活动的影响情况。

（3）联系医生：及时与开处方的医生或神经科医生联系。提供详细的症状描述和记录，以便医生可以评估情况并提供相应的建议。

（4）不要自行调整剂量：除非医生指示，否则不要自行停药或改变药物剂量。突然停药或改变剂量可能会导致癫痫发作的风险增加。

（5）遵循医生的指导：医生可能会建议减少剂量、更换药物或添加其他药物以减轻不良反应。确保按照医生的指导服药。

（6）监测和跟进：在调整治疗方案后，继续监测症状，并按照医生的建议进行定期跟进检查。

（7）紧急情况：如果出现严重的不良反应，如皮疹、呼吸困难、面部肿胀、严重的皮肤反应或其他突发症状，应立即寻求紧急医疗帮助。

（8）生活方式调整：有时候，改变生活方式（如饮食、睡眠习惯和压力管理）可以帮助减轻药物的不良反应。

（9）患者教育：了解正在使用的药物及可能出现的不良反应，这有助于更好地管理治疗过程和达到预期结果。与专业医务人员合作是减少抗癫痫药物不良反应并维持最佳治疗效果的关键。

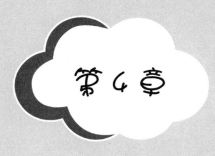

儿童癫痫的神经心理评估

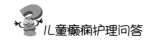

什么是神经心理评估？

神经心理评估是一种评估个体认知功能和大脑健康程度的标准化测试过程，由各种具有效度、信度的测试量表组成，每份测试量表均有与各个年龄段、教育时间相匹配的正常范围或分界值，这个正常范围可以是标准分、量表分或百分比，一般来说，90%的正常人群均可达到这个范围。通过测量记忆、注意力、问题解决能力、语言能力、手眼协调、情绪和人格等方面的功能，帮助识别由脑损伤、神经退行性疾病、精神健康问题、发展性障碍或其他医疗条件引起的认知缺陷。

1. 神经心理评估

神经心理评估的目的是多方面的，具体目标可能会因为被评估个体的状况和需求而有所不同。以下是一些主要目的。

（1）诊断：确定或确认认知障碍、神经发展异常或神经退行性疾病的存在与类型。例如，帮助诊断注意缺陷多动障碍、孤独症谱系障碍、学习障碍、脑震荡后遗症、癫痫等。

（2）评估损伤或疾病的影响：了解脑损伤、脑卒中、脑炎或其他脑部疾病对个体的认知功能和日常活动能力的具体影响。

（3）康复规划：为脑损伤或疾病后的康复提供个性化的建议和策略，以帮助患者恢复或改善其认知功能。

（4）监测疾病进程：对于慢性或进展性的神经疾病，如多发性硬化症或帕金森病，定期进行神经心理评估可以监测病情的变化和进展。

（5）研究：在科学研究中，神经心理评估可以帮助了解特定疾病的认知影响情况，或评估治疗方法的有效性。

（6）教育和职业规划：帮助确定个体的学习能力和工作能力，制订适应性教育计划或进行职业安排。

（7）法律和司法评估：在法律案件中，评估可能用于确定个体的决策能力、负责任的能力或对某些事件的记忆能力。

（8）个人了解和自我管理：帮助个体了解自己的认知优势和劣势，从而更好地管理自己的生活和工作。

2. 儿童癫痫神经心理评估的特殊性

成人癫痫外科相关的认知行为预后研究结果不适于儿童癫痫人群，针对婴儿、儿童至少年等不同的神经发育时期，施测者需选择不同的神经心理评估工具。对癫痫患儿的神经心理评估越早越好，建立各年龄阶段心理发育里程的神经心理测试常模至关重要。神经心理评估能够提供关于个体认知和行为功能的详细信息，这些信息对于制订医疗、心理治疗和康复计划至关重要。通过这些评估，专业医务人员能够提供更有针对性的支持和干预措施，以改善患者的生活质量。

癫痫患儿为什么要做神经心理评估？

癫痫可能会对儿童的大脑发育和认知功能造成影响。神经心

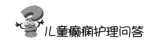

理评估是一种评估工具，用于测量和理解个体的认知、行为和情绪功能，癫痫患儿进行神经心理评估的原因包括以下几点。

（1）识别认知缺陷：癫痫发作和癫痫本身可能会影响儿童的大脑功能，导致注意力、记忆力、执行功能、语言能力和视觉空间技能等方面的问题。神经心理评估可以帮助医生和家长了解癫痫对孩子认知能力的具体影响，以及认知缺陷的程度。

（2）制订个性化教育计划：了解患儿的认知强项和弱点后，教育工作者可以根据评估结果制订个性化的教育计划，以支持患儿的学习和发展。这可能包括特殊的教学方法、学习策略和适应性设备的使用。

（3）指导治疗决策：神经心理评估的结果可以帮助医生确定最佳的治疗方案。例如，如果评估结果显示某种药物治疗对患儿的认知功能有负面影响，医生可能会考虑调整药物剂量或更换药物。

（4）监测疾病进展和治疗效果：随着时间的推移，癫痫可能会对儿童的认知发展产生长期影响。定期进行神经心理评估可以监测疾病进展和治疗的效果，确保及时调整治疗计划以最大限度地减少认知损害。

（5）心理和情绪支持：癫痫患儿可能会遇到心理和情绪问题，如自尊心低下、社交困难和焦虑。神经心理评估可以帮助识别这些问题，并提供必要的心理支持或采取干预措施。

（6）促进家庭和学校的理解与支持：神经心理评估的结果可以帮助家庭成员和学校教师更好地理解患儿的需求，且增强对患儿的支持和同情，从而为患儿创造一个更加具有支持性的环境。

（7）提高生活质量：通过上述所有方面的支持和干预，神经心理评估有助于提高癫痫患儿的整体生活质量，使他们能够更好地应对学习挑战，增强社交技能，并提高自我效能感。

神经心理评估通常包括一系列标准化测试，这些测试可以量化和比较患儿的认知能力与同龄儿童的平均水平。评估可能包括智力测试、记忆和学习测试、注意力和集中力测试、语言和阅读能力测试、执行功能测试及情绪和行为评估。对癫痫患儿进行神经心理评估是为了全面了解他们的认知和心理健康状况，以便提供针对性地支持和干预，最终帮助他们在学习、社交和日常生活中实现最佳功能和最高生活质量。

常见的神经心理评估有哪些？

神经心理评估是一种专业的评估，旨在通过一系列标准化的测试和程序来测量和描述个体的认知、情绪和心理功能。这些评估通常由神经心理学家或其他受过专门训练的专业人员进行。下面是一些常见的神经心理评估工具和方法。

1. 智力测试常用量表

（1）韦氏智力量表：是一套被广泛使用的智力评估工具，由心理学家大卫·韦克斯勒（David Wechsler）于 1939 年设计。它的目的是测量个体的智力和认知能力。韦氏智力量表包括了多个版本，针对不同年龄段的人群。

1）韦氏成人智力量表：适用于成人。

2）韦氏学龄儿童智力量表：适用于儿童和青少年。

3）韦氏学龄前儿童智力量表：适用于学龄前儿童和小学低年级学生。

韦氏智力量表通过一系列标准化的测试来评估被测试者的不同智力领域，包括语言理解、知觉推理、工作记忆和处理速度等。这些测试分为两类：言语子测验和操作子测验。言语子测验通常包括词汇、相似性、算术、数字广度、信息和理解等方面的测试；操作子测验包括图形设计、矩阵推理、图画完成、方块图案和符号搜索等。

通过对个体在各个子测验上的表现进行评分，可以计算出言语智商、操作智商和全智商。这些分数可以用来评估个体在不同智力领域的能力，也常常作为学习障碍、认知发展问题和心理健康评估的一部分。

韦氏智力量表是一种标准化的评估工具，需要经过训练的专业人员进行测试和解释结果。它是心理学和教育领域里非常重要的评估工具之一。

（2）斯坦福 – 比奈智力量表：是一种用于评估个体智力和认知能力的心理评测工具。最初由法国心理学家阿尔弗雷德·比奈（Alfred Binet）和西奥多·西蒙（Théodore Simon）在 1905 年开发，称为比奈 – 西蒙量表，用于识别需要特殊教育服务的儿童。后来，这个量表被路易斯·特曼（Lewis Terman）于 1916 年在美国斯坦福大学修订，成为斯坦福 – 比奈量表。

斯坦福 – 比奈量表是世界上最早的智力测试之一，也是最著名的智力测试之一。它被设计用来测量人们的认知能力、推理能力、逻辑思维和解决问题的能力。该量表适用于儿童到成人的广泛年龄范围的人。

该测试包括多个子测试，用以评估不同的认知领域，如流畅性、知识、定量推理、视觉空间处理和工作记忆。斯坦福－比奈量表的得分通常以智商的形式呈现。智商分数是通过将个体的心理年龄（测试表现所对应的年龄水平）与其实际年龄进行比较得出的。

随着时间的推移，斯坦福－比奈量表经历了多次修订以保持其在心理评估领域的相关性和准确性。例如，第五版斯坦福－比奈量表，发布于 2003 年，采用了新的评分系统，并在测试内容上进行了更新，以反映当代的认知理论和心理测量学的进展。

斯坦福－比奈量表在教育、临床和心理学研究中有广泛的应用，用于确定智力障碍、评估学习能力、指导教育干预和心理学研究。与其他智力测试一样，斯坦福－比奈量表的运用和解释需要经过专业培训的心理学家或其他合格的评估人员。

2. 记忆测试常用量表

（1）韦氏记忆量表：是一套被广泛使用的神经心理学评估工具，旨在测量个体的记忆和学习能力。该量表由心理学家大卫·韦克斯勒（David Wechsler）设计，最初于 1945 年发布，随后经历了几次修订以保持其临床相关性和精确性。

韦氏记忆量表主要用于评估成人的记忆功能，尤其是在神经心理学评估中，它可以帮助识别记忆障碍、脑损伤、痴呆症、阿尔茨海默病和其他与认知衰退相关的状况。此外，它也被用于监测记忆功能的变化，评估记忆干预的效果，以及作为心理健康评

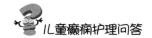

估的一部分。

韦氏记忆量表包括多个子测试，这些子测试涉及不同类型的记忆。

1）立即回忆和延迟回忆：评估个体在短时间内和一段时间后记忆信息的能力。

2）语言记忆和视觉记忆：分别评估处理语言信息和视觉信息的记忆能力。

3）工作记忆：评估个体在进行认知任务时保持和操作信息的能力。

随着修订版的发布，韦氏记忆量表增加了更多的子测试和指标，以提供更全面的记忆功能评估。例如，第四版（WMS-Ⅳ），发布于2009年，包含了针对不同年龄组设计的子测试，并提供了多个指数分数，如即时记忆指数、延迟记忆指数、视觉工作空间指数和听觉工作空间指数。韦氏记忆量表的实施需要由训练有素的专业人员进行，并且结果的解释需要考虑到个体的背景、健康状况和其他相关因素。该量表是神经心理学评估中常用的工具之一，被广泛应用于临床和研究环境中。

（2）加州言语学习测试：是一种广泛使用的神经心理学测验，用于评估言语学习和记忆功能。它特别适用于识别和量化个体在言语记忆方面的困难，并且常用于诊断和研究与记忆相关的各种状况，如阿尔茨海默病、脑损伤、精神分裂症和其他认知障碍。

加州言语学习测试设计用于模拟日常生活中的记忆任务，测验内容包括记忆单词列表和后续的回忆和识别任务。这个测试分为两个版本：加州言语学习测试 – Ⅱ是成人版本，适用于年龄在 16 岁以上的个体；加州言语学习测试 –C 则是儿童版本，适用于 5 ～ 16 岁的儿童。

加州言语学习测试的典型程序包括以下几个步骤。

1）即时回忆：被试者听到一个由 16 个单词组成的列表（List A），这些单词又分为不同的语义类别。被试者需要在听完列表后立即回忆出尽可能多的单词。这个步骤重复进行 5 次。

2）短时记忆延迟：在完成上述 5 轮即时回忆后，被试者进行一项分心任务，通常是听一个新的单词列表并尝试回忆。

3）短时回忆测试：在分心任务之后，被试者被要求回忆原先的 List A。

4）长时记忆延迟：经过约 20 分钟的延迟（期间被试者不进行任何与测试相关的任务）后，被试者再次被要求回忆 List A。

5）识别测试：在最后，被试者进行一个识别测试，其中包含原先 List A 的单词，混合了一些干扰项，被试者需要识别出哪些是之前听过的。

通过分析被试者在各个阶段的表现，可以得到有关其短期记忆、长期记忆、保持和遗忘、干扰敏感性及识别能力等方面的信息。加州言语学习测试的结果可以帮助专业人员理解被试者的记忆问题，并为临床干预提供依据。在解释加州言语学习测试的结果时，通常会考虑个体的年龄、教育水平、文化背景及测试当天的状态等因素。此外，由于加州言语学习测试是一项标准化测验，它的结果通常与一个标准化的样本群体进行比较，以确定个体的表现是否在正常范围内。

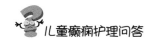

（3）短暂视觉空间记忆测试：是一种评估个体视觉记忆能力的心理测验。这种测试通常用于神经心理学评估，以帮助识别视觉记忆和视觉学习方面的问题，这些问题可能与大脑损伤、神经退行性疾病、精神病或其他认知障碍有关。

短暂视觉空间记忆测试的具体内容和格式可能因版本和用途而异，但一般涉及以下几个步骤。

1）呈现阶段：首先给参与者呈现一系列视觉刺激，如图形、图片或图案，通常这些刺激会在短时间内展示给参与者。

2）编码阶段：参与者需要尽可能注意和记住呈现的视觉信息。

3）延迟再认阶段：在一段时间后，参与者需要回忆先前看到的视觉刺激，这可能涉及从一组刺激中选择他们之前看到的刺激，或者重画先前看到的图形。

4）得分和评估：基于参与者的表现，可以对其视觉记忆的准确性、保持能力和学习速度进行评分和分析。

短暂视觉空间记忆测试可能会有多个版本，用于不同年龄组的参与者或针对特定的研究目的。专业人员会根据测试结果和其他评估工具的数据，综合判断参与者的视觉记忆状态，并尽可能提出相应的干预措施或治疗建议。请注意，此信息提供了一般性的概述，具体的测试内容和操作细节应参照专业的测试手册和指南。

3. 注意力和集中力测试常用量表

（1）持续性注意测验（continuous performance test，CPT）：测试被试者在较长一段时间内对重复性的、单调的刺激保持注意力的能力。被试者需对目标刺激做出反应，并忽视非目标刺激。

（2）视觉搜索与选择性注意力测试（visual search and selective attention test）：评估个体在复杂的视觉环境中找到特定目标的能力，通常包括查找特定字母、数字或图形。

（3）图形选择注意测验（trail making test，TMT）：包括两个部分，A 部分和 B 部分，A 部分测试的是视觉注意和任务转换能力，B 部分需要个体在按序连接数字和字母的同时转换任务，比较困难。

（4）符号数字替代测验（symbol digit modalities test，SDMT）：通过在特定时间内将符号对应转换为数字来测试注意力和处理速度。

（5）数字跨度测试（digit span test）：评估短期记忆和注意力，包括向前和向后复述一串数字的两个部分。

（6）听觉注意力测试（auditory attention test）：评估个体在有干扰情况下的听觉注意力。被试者需听取某些特定的信息并忽略其他的干扰声。

4. 执行功能测试常用量表

（1）威斯康星卡片分类测验：是一种神经心理学评估工具，用于评估个体的执行功能，特别是抽象思维能力、认知灵活性、规划能力、解决问题的能力及学习规则和适应新规则的能力。执行功能是指那些协调、控制和管理其他认知过程的心理过程。

威斯康星卡片分类测验的具体步骤如下。

1）测试材料：测试通常使用一组卡片，每张卡片上有不同颜色、形状和数量的图案（如红色的三角形、绿色的星星等）。

2）排序规则：参与者的任务是将一系列给定的卡片按照某种未知的规则（颜色、形状或图案的数量）分类到四张基准卡片中的一张下面。测试者不会直接告诉参与者这些规则，而是根据参与者的每次分类尝试给予正确或错误的反馈。

3）规则变更：一旦参与者连续正确分类了一定数量的卡片（通常是 10 张），测试者会在不告知的情况下改变分类规则。参与者需要根据新的反馈来推断新规则，并调整分类策略。

4）测试结束：测试通常在完成所有的卡片分类、达到特定错误次数或过了一定的时间后结束。

5）得分和评估：威斯康星卡片分类测验的评估侧重于参与者在测试中的表现，包括完成分类的类别数、总错误数、持续错误数（在规则变更后仍按照旧规则进行分类的错误）、非持续错误数（未按照任何明确规则进行分类的错误）及其他相关的行为指标。

威斯康星卡片分类测验对于评估前额叶功能尤其有用，因为前额叶是与执行功能密切相关的大脑区域。因此，威斯康星卡片分类测验常用于评估前额叶损伤、精神分裂症、抑郁症、注意缺陷多动障碍及其他与执行功能障碍相关疾病的患者。需要注意的是，威斯康星卡片分类测验的结果应该与其他评估方法结合起来解读，以得到更全面的认知功能评估。此外，威斯康星卡片分类测验的结果可能受个体的教育水平、年龄和文化背景的影响。因此，在解释测试结果时，这些因素也应该被考虑在内。

（2）斯特鲁普色词测试：斯特鲁普色词测试是一种经典的心理测验，用于评估个体的认知控制能力，特别是注意力的选择性和执行功能中的干扰控制。该测试基于一个简单的现象：当颜色名称的文字颜色与文字本身所表示的颜色不一致时，大多数人在识别文字颜色时会遇到困难，这种现象被称为斯特鲁普效应。

斯特鲁普色词测试一般包括以下几个步骤。

1）颜色命名：参与者被要求尽快准确地说出一系列彩色条或墨迹的颜色。这个步骤用来测量基线反应时间。

2）单词阅读：参与者被要求尽快准确地读出一系列颜色单词（如"红""蓝""绿"等），不管这些单词的墨迹颜色是什么。这个步骤同样用来测量基线反应时间。

3）不一致条件：在这个最关键的步骤中，参与者面对的是颜色单词，但这些单词的墨迹颜色与单词所表示的颜色不一致（如单词"红"可能用绿色墨迹书写）。参与者的任务是说出墨迹的颜色，而不是读出单词。这个步骤测量的是受干扰时的反应时间和错误率。

4）斯特鲁普效应的关键在于，大多数人在进行不一致条件的任务时，会比前两个任务的反应时间慢，且更容易犯错。这是因为识别颜色（控制过程）和自动阅读单词（自动过程）之间发生了冲突，而执行功能需要抑制这种自动化的阅读反应，从而集中注意力为任务要求的颜色命名。

斯特鲁普色词测试通常用于心理学实验，以及临床评估中，用于检测注意力障碍、大脑损伤、阿尔茨海默病等情况。此外，它也常用于评估心理压力或疲劳对认知控制的影响。尽管斯特鲁普测试是一个简单的工具，但它能够提供有关个体认知控制能力的重要信息。

（3）连线测试：被广泛用于测量视觉注意力、视觉搜索速度、扫描、速度处理、心理灵活性及执行功能。这项测试通常包括两个部分：任务 A 和任务 B。

1）任务 A：在任务 A 中，被测试者的任务是尽可能快地按照数字顺序（1，2，3 等）连接一系列分散在纸上的圆圈。这个任务主要评估视觉搜索和加工速度，以及基本的注意力。

2）任务 B：任务 B 则更加复杂。在这个部分，被测试者需要在数字和字母间交替连接圆圈（例如，1-A-2-B-3-C 等）。这不仅涉及了任务 A 评估的技能，还需要更高级别的认知功能，如心理灵活性和执行功能。任务 B 是对认知切换能力的一个测试，因为参与者必须在连接数字和字母序列时不断切换注意力。

在进行连线测试时，记录完成每个部分所需的时间是评估的一个重要方面。完成任务所需的时间较长通常被解释为处理速度慢或执行功能障碍。此外，错误（如跳过一个圆圈、错误的顺序或无法正确交替数字和字母）也会被记录下来，因为这些可能表明注意力或认知灵活性的问题。连线测试是一种简单、快速且成本低廉的评估工具，常用于评估脑损伤、神经退行性疾病（如阿尔茨海默病）、精神障碍（如精神分裂症）和其他影响认知功能的状况。尽管连线测试是一个有用的筛查工具，但它不应该作为单一的诊断工具。连线测试的结果应该与其他评估结果综合考虑，以获得全面的认知功能评估结果。

5. 语言能力测试常用量表

（1）波士顿命名测试：是一种常用的神经心理学评估方式，主要用于评估和测量个体的命名能力和词汇检索功能。波士顿命名测试的标准版本包含 60 张图片，每张图片都描绘了一个物体或概念。被测试者的任务是正确地命名每张图片所表示的物体。这些图片按难度递增排列，从常见和容易识别的物体（如"床"或"椅子"）开始，逐渐过渡到更不常见或更难以描述的物体（如"阿基米德螺线"或"鹦鹉螺"）。

测试的进行方式如下。

1）呈现图片：测试者逐一呈现图片给被测试者，让其尝试命名。

2）计时：对于每张图片，通常会给予被测试者一定的时间来回答（如 20 ~ 30 秒）。

3）提示：如果被测试者无法立即命名图片，测试者可以提供语义提示（如描述图片的用途或属性）或字首提示（提供单词的第一个字母或音节）。

4）记录回答：测试者记录被测试者的每个回答，并根据其正确性进行评分。

5）评分：每张正确命名的图片得 1 分，部分测试版本可能会根据提示的使用而调整分数。

波士顿命名测试的结果可以帮助医生或临床心理学家了解被测试者的语言能力和潜在的认知障碍。根据得分的高低和命名的困难程度，专业人员可以对被测试者的语言功能进行评估，并据此制订相应的治疗计划。值得注意的是，波士顿命名测试的结果可能会受到被测试者的教育水平、文化背景和语言习惯的影响。因此，在解释测试结果时，这些因素需要得到适当地考虑。

（2）语言流畅性测试：是一组用来评估语言能力和执行功能

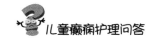

的神经心理学测试。这些测试通常被用来评估个体的词汇储备、检索速度、认知灵活性及策略形成能力。语言流畅性测试主要分为两类：语义流畅性和字母流畅性测试。

1）语义流畅性测试：在语义流畅性测试中，参与者被要求在限定的时间内（通常是1分钟）说出尽可能多属于特定类别的词。例如，测试者可能会被要求列举动物、水果或家具等类别的词。这种测试评估的是个体从长期记忆中检索与特定语义类别相关的词汇的能力。

2）字母流畅性测试：字母流畅性测试要求参与者在限定时间内说出以特定字母开头的单词。例如，测试者可能会被要求说出以字母"F""A""S"开头的单词。这种测试评估的是个体的词汇检索能力和认知灵活性，因为参与者需要快速地从词汇库中检索出单词，同时避免重复或使用非法单词（如专有名词、缩写词等）。

在进行语言流畅性测试时，通常会记录参与者在规定时间内能够说出的单词数量。此外，还会注意参与者说出单词的策略（如是否按照某种内在顺序，比如生活环境中出现的顺序），以及是否有违反规则的行为（如重复单词或使用错误类别的单词）。

语言流畅性测试是评估前额叶功能的重要工具，因为它们依赖于前额叶皮层的执行控制能力。这些测试常用于评估各种脑病变，如脑外伤、阿尔茨海默病、帕金森病、抑郁症和精神分裂症等。语言流畅性测试的结果可以帮助识别认知障碍的存在，并为进一步的神经心理评估提供指导。

6. 视觉空间和视觉组织能力测试常用的方法

（1）Rey-Osterrieth 复杂图形测试：是一种广泛使用的神经心理学评估工具，它旨在评估视觉记忆、视觉构建能力、注意力、计划能力及执行功能。

Rey-Osterrieth 复杂图形测试包括两个主要部分：复制和记忆。

1）复制阶段：在复制阶段，参与者被要求仔细观察一个复杂的几何图形（Rey-Osterrieth 复杂图形），然后在一张空白纸上尽可能精确地复制它。这个阶段评估的是个体的视觉构建能力，即将视觉信息转化为手部运动的能力，以及执行任务时的计划和组织策略能力。

2）记忆阶段：在记忆阶段，复制任务完成后，通常会有一个无提示的延迟，期间参与者会进行其他活动。延迟时间可以根据具体的测试协议而变化，但通常在 15 ~ 30 分钟。在延迟结束后，参与者被要求在没有原图参照的情况下，尽可能准确地从记忆中再现图形。这个阶段评估的是个体的视觉记忆能力。

评分通常涉及对复制和记忆阶段中再现图形的准确性和完整性进行量化。评分标准可能因版本而异，但通常包括对图形的各个元素进行评分，以及对整体结构和细节的评分。评分者会检查图形的各个部分是否正确，元素间的相对位置是否准确，以及图形是否保持了正确的比例和方向。Rey-Osterrieth 复杂图形测试对评估各种脑损伤和神经退行性疾病非常有用，如脑外伤、癫痫、阿尔茨海默病和其他类型的痴呆。此外，它也可以帮助评估个体的发展水平，尤其是在儿童和青少年中。通过对比复制和记

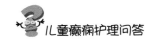

忆阶段的表现，可以对个体的视觉处理、记忆和执行功能进行全面的评估。

（2）贝尔取消测试：是一种神经心理学评估工具，用于检测个体的视觉搜索能力和注意力，特别是对视觉忽略的评估。视觉忽略是一种常见于右脑损伤后的症状，患者在不受视力问题影响的情况下，忽略其视野的一部分，通常是对侧的空间。

贝尔取消测试由 Giuseppe Vallar 和 Claudio Basso 于 1984 年开发。在这个测试中，参与者的任务是在一张纸上标记或圈出分布在其他不同图形或干扰物中的特定目标图形——铃铛。这些铃铛通常均匀地散布在整个页面上，以确保测试能够覆盖整个视野。

测试的具体步骤如下。

1）参与者会得到一张纸，上面印有许多不同的图形，包括铃铛和其他干扰图形。

2）参与者被要求尽可能快地找到并圈出所有的铃铛图形。

3）完成任务的时间及圈出的铃铛数量和位置会被记录下来。

通过分析参与者在页面的不同区域圈出铃铛的数量和速度，可以评估其视觉搜索和注意力分配的能力。如果参与者忽略了页面的某一侧（通常是左侧），可能表明存在视觉忽略。这种忽略通常与大脑的右半球损伤有关，尤其是在患者出现脑卒中后。贝尔取消测试简单、快速，且易于施测，被广泛用于临床环境中对视觉忽略和注意力障碍的初步筛查。然而，它不是唯一用于评估视觉忽略的工具，临床医生通常会结合其他测试和评估方法来获得更全面的认知功能信息。

7. 精细运动技能测试常用的方法

（1）沟槽钉板测试：是一种神经心理学评估工具，用来测量个体的手眼协调和精细运动技能。这项测试特别关注手指的灵巧性和速度，常用于评估脑损伤、神经退行性疾病、发育障碍及其他可能影响精细运动技能的条件。

测试包括一个带有一系列凹槽的板子和一组带有凹槽的棋子。每个棋子的凹槽与板上的孔相匹配，这要求参与者旋转和操纵棋子以使其正确地插入板上的孔中。测试通常包括两个版本，其中一个需要双手测试，以便分别评估左右手的灵巧性。

进行沟槽钉板测试的步骤如下。

1）参与者坐在桌子前，测试板放在他们的前面。

2）测试开始时，参与者被要求尽可能快地将棋子插入板上所有的孔中。

3）通常先用一只手完成任务，然后换另一只手。

4）记录每只手完成任务所需的时间。

5）可能还会记录错误的次数，如棋子放错方向或掉落。

完成测试后，根据参与者插入棋子的速度和准确性，可以评估他们的手指灵巧性和精细运动协调能力。这项测试对于识别可能由各种原因导致的运动技能损害特别有用。

沟槽钉板测试是一种简单、快速、可重复的评估方法，它提供了关于个体精细运动技能的客观量化数据。在临床环境中，它可以帮助医生和研究人员监测疾病进程、评估治疗效果，以及为康复训练提供指导。

（2）普渡钉板测试：是一种用于评估手指、手和臂的灵巧性

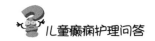

和协调性的心理运动测试。它由 Joseph Tiffin 博士在 1948 年开发，最初是为了筛选工业工人的手部灵巧性。然而，由于其能够有效地测量精细运动技能，普渡钉板测试也被广泛用于神经心理学评估中，用来诊断和监测各种状况，包括脑损伤、脑卒中、神经退行性疾病和其他影响手部功能的医疗状况。

1）普渡钉板测试包括一个带有一排小孔的板子和一组棋子。测试的目的是测量参与者在规定时间内能够又快又准确地将棋子插入孔中。测试包括几个部分：①单手测试，测试者单独使用左手和右手插入棋子。②双手测试，测试者同时使用两手插入棋子。③组装测试，测试者使用棋子、垫圈、隔板和螺母完成更复杂的组装任务。

2）进行普渡钉板测试的步骤通常如下：①参与者坐在桌子前，测试板放在他们的前面。②测试开始时，参与者被要求尽可能快地将棋子插入板上的孔中。③每个部分都有规定的时间限制，通常为 30 秒。④记录每个部分完成任务所需的时间和或插入的棋子数量。

普渡钉板测试的结果可以用来评估参与者的手指灵巧性、手眼协调和两手协调能力，还可以帮助识别受损的手部功能，并且可以作为评估治疗效果、康复进展和职业能力的工具。例如，脑卒中患者可能会在测试中表现出手部灵巧性的下降，而随着康复训练的进行，他们的测试成绩可能会逐步提高。此外，这项测试也被用于工业和职业环境中，以确保员工具备完成特定任务所需的手部技能。

8. 情绪和行为评估常用的量表

（1）贝克抑郁量表：是一种广泛使用的自我报告工具，用于评估和测量抑郁症的严重程度。它由精神病学家亚伦·贝克（Aaron T.Beck）及其同事在 1961 年开发，并且随后经过了几次修订，最著名的是贝克抑郁量表 Ⅱ，于 1996 年发布。

贝克抑郁量表是一个包含多个项目的问卷，每个项目都与抑郁症状相关。在贝克抑郁量表 Ⅱ 中，这些项目共有 21 个，覆盖情绪、认知、动机、生理和社交领域的症状和态度。每个项目都有 4 个选项，分别对应不同程度的症状严重性，从 0（没有症状）～ 3（严重症状）。参与者需要根据过去 2 周内的经历来选择每个项目中最符合自己情况的选项。

在完成问卷后，每个项目的分数会被累加以得出总分。总分的范围是 0 ～ 63 分，分数越高，表明抑郁程度越严重。通常，根据总分，可以将抑郁程度分为几个级别。

1）0 ～ 13 分：无或最轻抑郁。

2）14 ～ 19 分：轻度抑郁。

3）20 ～ 28 分：中度抑郁。

4）29 ～ 63 分：重度抑郁。

贝克抑郁量表是一个非常有用的工具，可以帮助医疗专业人员识别和监测抑郁症状，以及评估治疗效果。需要注意的是，虽然贝克抑郁量表是一个有价值的筛查工具，但它并不能替代专业的临床诊断。如果贝克抑郁量表得分显示有抑郁迹象，应该寻求专业医疗人员进行全面评估。

（2）汉密尔顿抑郁量表：是一种广泛应用于临床和研究领域

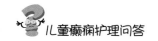

的工具，用于评估抑郁症状的严重程度。该量表由精神病学家马克斯·汉密尔顿（Max Hamilton）于1960年首次发表，因此得名。

汉密尔顿抑郁量表包含了一系列项目，每个项目都旨在评估抑郁症状的不同方面，包括情绪低落、失眠、食欲或体重变化、精神运动性抑制或激越、疲劳或精力减退、自罪感或自卑感、认知功能障碍（如集中注意力困难）及自杀念头等。

最常用的版本是17项汉密尔顿抑郁量表，但也存在其他版本，如21项、24项甚至更多项目的版本。在进行评估时，医生或研究人员会通过患者的自述、临床观察及其他可用信息来给每个项目打分。每个项目的得分范围通常是0～2或0～4，具体取决于该项目的严重程度。所有项目的得分相加，得到一个总分，用以衡量抑郁症状的总体严重程度。

汉密尔顿抑郁量表总分的解读通常如下。

1）0～7分：无抑郁症状。

2）8～13分：轻度抑郁。

3）14～18分：中度抑郁。

4）19～22分：重度抑郁。

5）23分及以上：极重度抑郁。

需要注意的是，汉密尔顿抑郁量表是一种临床评估工具，其结果应由专业的医疗人员在综合考虑患者整体情况的基础上进行解读。此外，汉密尔顿抑郁量表的得分只是对抑郁症状严重程度的一个量化评估，并不是用来诊断抑郁症的唯一标准。诊断抑郁症通常需要更全面的评估，包括详细的病史采集、心理评估和必要时的物理检查或实验室检查。

（3）明尼苏达多相人格调查表：是一种广泛使用的心理评估工具，用来评估个体的人格特质和心理健康状况。

明尼苏达多相人格调查表包含一系列陈述性题目，被测试者需要对这些题目做出"真"或"假"的回答。这些题目设计用来探测多种心理状态和行为模式，包括抑郁、焦虑、社交退缩、偏执、精神病性症状等。明尼苏达多相人格调查表的题目覆盖了广泛的心理健康问题，旨在通过个体的回答揭示其心理特质和可能存在的心理障碍。

最初的明尼苏达多相人格调查表包含了550个题目，被称为明尼苏达多相人格调查表1。后来，为了更新题目内容、增强文化相关性和减少测验时间，明尼苏达多相人格调查表进行了修订。1989年，发布了更新的版本明尼苏达多相人格调查表2，它包含了567个题目。明尼苏达多相人格调查表2是目前最常用的版本，适用于18岁及以上的成年人。另外，还有为青少年设计的版本明尼苏达多相人格调查表A。

明尼苏达多相人格调查表的题目分布在多个临床量表和有效性量表上。临床量表用来评估特定的心理健康问题，而有效性量表则用来评估被测试者的回答是否真实、一致及他们是否在尝试以某种方式操纵结果。

明尼苏达多相人格调查表的评分和解释通常由训练有素的心理健康专业人员进行，他们会使用标准化的评分关键和解释准则来分析结果。明尼苏达多相人格调查表的结果可以帮助专业人员了解个体的心理状况，为临床诊断、治疗规划和心理健康评估提供依据。然而，明尼苏达多相人格调查表的结果不应该孤立地解

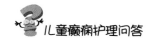

释，而应该结合个体的临床病史、面谈和其他评估工具的结果综合考虑。

9.特定症状或疾病相关的评估

孤独症诊断观察量表：是一种半结构化的评估工具，专门用于评估和诊断孤独症谱系障碍的存在。孤独症诊断观察量表通过观察个体在标准化的社交和沟通情境中的行为，来帮助识别孤独症的特征。

孤独症诊断观察量表测试由专业人员进行，包括心理学家、精神科医生、语言病理学家等，他们接受过专门的训练，能够准确地评估和解释结果。评估通常在受控制的环境中进行，包括一系列预先设定的活动和任务，旨在引发与孤独症相关的行为反应，如社交互动、沟通能力、游戏和想象力使用等。

孤独症诊断观察量表分为不同的模块，每个模块针对不同年龄和语言水平的个体。例如，对于非语言或语言能力有限的儿童，会使用不同的模块，而对于拥有流利语言能力的青少年或成人，则使用另一组模块。每个模块都包含了一系列的标准化任务和活动，评估者根据个体在这些活动中的表现来评分。

孤独症诊断观察量表的结果用来帮助确定个体是否符合孤独症谱系障碍的诊断标准。然而，孤独症诊断观察量表并不是一个独立的诊断工具，它需要结合其他信息，如发展史、家庭史、其他评估结果和临床观察，才能做出准确的诊断。孤独症诊断观察量表是目前孤独症诊断中最为权威和广泛使用的工具之一，被认为是孤独症诊断中的"金标准"。

神经心理评估的选择取决于评估的目的、患者的具体症状、年龄和评估环境。评估结果可帮助诊断神经心理障碍、指导治疗计划、评估治疗效果，以及为患者的教育和职业规划提供依据。

癫痫患儿多久要做一次神经心理评估？

癫痫患儿进行神经心理评估的频率没有固定的规则，因为它取决于多种因素，包括患儿的年龄、癫痫的类型和严重程度、治疗的效果及患儿的整体发展情况。通常，神经心理评估是在诊断癫痫后不久进行的，以建立一个基线，帮助了解患儿的认知和行为功能。这为后续的评估和治疗提供了参考点。

在初始评估之后，如果患儿的症状稳定，并且没有出现新的发作或其他相关问题，那么可能每 2 ~ 3 年进行一次跟进评估。但是，如果患儿的癫痫控制不佳，或者存在学习、行为或心理上的新问题，那么评估可能需要更频繁地进行。例如，如果患儿的抗癫痫药物发生了变化，或者他们经历了手术或其他重要的治疗干预，那么在这些事件之后不久进行评估将是有益的。这有助于监测治疗对认知功能的影响，确保患儿在学校和社交环境中得到适当的支持。此外，随着患儿的成长，他们的认知和社会需求会发生变化。因此，在关键的发展阶段，如从小学过渡到中学或初中到高中，进行评估可以确保他们获得必要的教育资源和调整。

总之，癫痫患儿的神经心理评估频率应该个性化，根据患儿的具体情况和需求定制。家长和医疗团队应密切合作，定期审视

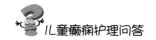

患儿的发展情况，并在必要时安排评估。通过这种方式，可以确保患儿得到及时和适当的支持，帮助他们达到最佳的生活质量和发展潜能。

神经心理评估前要做什么准备？

儿童进行神经心理评估前的准备与成人类似，但需要更多地考虑他们的年龄、发展水平及可能的焦虑情绪。在进行神经心理评估之前，有几个准备步骤可以帮助确保评估过程顺利进行，并且结果尽可能准确。以下是一些常见的准备措施。

（1）解释评估过程：以儿童能够理解的方式解释评估的目的和过程。让他们知道评估是为了帮助了解他们的学习和思考方式，并且是一个没有对错答案的过程。

（2）保证充分休息：确保儿童在评估前一晚有足够的睡眠，以便他们在测试当天精力充沛。

（3）健康饮食：确保儿童在测试当天吃到营养均衡的餐食，以维持他们的能量和注意力。

（4）服药指导：如果儿童正在服用药物，请咨询医生是否需要在测试当天继续服用，因为某些药物可能会影响测试结果。

（5）携带视觉和听觉辅助工具：如果儿童需要眼镜或助听器，请确保他们在测试当天带上，并且处于良好状态。

（6）穿着舒适：让儿童穿着舒适的衣物，因为评估可能需要几个小时。

（7）减少焦虑：给予儿童支持和鼓励，帮助他们减少对评估的紧张和焦虑。

（8）避免刺激性物质：避免在评估前让儿童摄入任何可能影响他们表现的刺激性物质，比如含咖啡因的饮料。

（9）携带重要文件：带上所有相关的医疗记录、以前的评估报告、学校报告及任何相关的教育材料。

（10）提前到达：确保提前到达评估地点，这样儿童可以有时间适应环境。

（11）沟通特殊需求：如果儿童有任何特殊需求（如语言障碍、注意力问题等），请提前告知评估者。

（12）跟踪行为和情绪：在评估前记录儿童的行为和情绪变化，这些信息可能对评估结果有帮助。

（13）保持正常日程：尽量保持儿童的正常日程安排，避免在评估前进行大的日程调整或参与过度劳累的活动。

通过这些准备措施，儿童在进行神经心理评估时可以保持最佳状态，而家长和评估者可以获得更准确的评估结果。通过准备这些事项，患者可以在评估当天保持最佳状态，从而帮助确保测试结果能够准确反映其真实的神经心理功能。

癫痫会对儿童智力造成影响吗？

癫痫发作是由大脑中的神经元异常放电引起的。在儿童中，癫痫的影响尤其复杂，因为它可能会干扰大脑发育的关键时期。

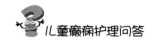

癫痫对儿童智力的影响因个体而异，取决于多种因素，包括发作的类型、频率、起始年龄及癫痫的底层原因。

首先，癫痫发作的类型和频率对智力发展有重要影响。频繁的发作可能会中断大脑的正常神经网络发展，影响学习和记忆过程。特别是在儿童期间，大脑的可塑性最高，这意味着它在形成新的神经连接和学习新技能方面最为活跃。如果在这个阶段发生频繁的癫痫发作，可能会对智力发展产生不利影响。

其次，癫痫的起始年龄也很重要。早期发作（尤其是在大脑发育的关键时期）可能会对认知功能产生长期影响。例如，婴幼儿期的癫痫可能会干扰语言和运动技能的发展。

此外，癫痫的底层原因，如遗传条件、脑部损伤或感染，也可能独立于癫痫发作本身影响智力。在某些情况下，这些底层病因可能本身就与认知发展问题相关联。

治疗方面，某些抗癫痫药物也可能对认知功能和智力产生影响。虽然它们有助于控制发作，但某些药物可能会引起嗜睡、注意力不集中或学习困难等不良反应，从而间接影响智力发展。

然而，值得注意的是，并非所有患有癫痫的儿童都会经历智力发展的问题。一些儿童可能完全没有认知损害，或者他们的损害可能是轻微的。早期诊断和有效管理，包括适当的教育支持和干预，可以帮助减轻癫痫对智力的潜在影响。

总之，癫痫可能会对儿童的智力造成影响，但这种影响程度因个体差异而异。确保患有癫痫的儿童获得综合性的医疗和教育支持是至关重要的，应最大限度地促进他们的认知发展，提高他们的生活质量。

癫痫会影响儿童学习吗？

癫痫对儿童的学习能力和学校表现可能产生显著影响，这些影响可以归因于多种因素。

首先，癫痫发作本身可能直接干扰学习过程。发作期间，儿童可能会经历意识丧失或其他认知功能受损，导致他们错过课堂教学或无法参与课堂活动。即使在非发作期间，癫痫的间歇性脑电活动异常也可能影响大脑处理信息的能力，从而降低学习效率。

其次，癫痫的治疗，特别是某些抗癫痫药物，可能会产生不良反应，如疲劳、注意力不集中和记忆问题，这些都可能妨碍学习。此外，药物的剂量和类型需要精心管理，以平衡控制发作和减少不良反应的需求。

再者，癫痫的心理社会影响也不容忽视。儿童可能因为疾病而感到焦虑、自卑或受到同伴排斥，这些情绪和社交问题可能会分散他们的注意力，进而影响学习动机和学校表现。家庭和学校环境的支持对于缓解这些问题至关重要。

此外，癫痫可能与特定的神经发育障碍共存，这些障碍本身就可能影响学习能力。例如，某些类型的儿童癫痫与认知发展延迟和学习障碍有更强的相关性。值得注意的是，并非所有患有癫痫的儿童都会在学习上遇到困难。影响因素包括发作的控制程度、发作类型、起始年龄，以及是否存在其他神经发育障碍。一些儿童可能在适当的医疗、教育和心理社会支持下能够很好地应

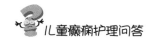

对学习挑战。

为了帮助患有癫痫的儿童在学习上取得成功，重要的是要进行早期和持续的干预，包括个性化的教育计划、专业的学习支持和必要时的行为治疗。家长、医生和教育工作者之间的密切合作对于确保每个孩子都能在学校和生活中发掘其最大潜力至关重要。

癫痫影响发育吗？

癫痫可能对患者的身体和心理发育造成影响，尤其是在儿童和青少年这些成长发育的关键时期。

首先，癫痫的生理影响可能间接影响发育。反复的发作可能会对大脑造成暂时性或持久性的损伤，影响大脑的正常发育。在某些情况下，癫痫发作可能导致认知功能障碍，如记忆力减退、注意力不集中或其他学习困难的症状，这些都可能干扰儿童的学术和社交发展。

其次，癫痫的治疗本身也可能对发育产生影响。某些抗癫痫药物具有潜在的不良反应，包括影响儿童的行为、认知能力和情绪状态。例如，药物可能会导致疲劳、注意力缺陷或情绪波动，这些都可能进一步影响儿童的学习和社交能力。

除了生理和药物因素，癫痫也可能对儿童的心理和社会发育产生影响。由于癫痫的不可预测性，儿童可能会感到焦虑、恐惧和孤独，这些情绪压力可能会影响他们的自我形象和社交关系。

同伴的接受度低和社会支持的缺乏可能会导致患儿在社交发展上遇到困难。

此外，一些癫痫类型与特定的神经发育障碍有关，这些障碍本身就可能影响认知和行为发育。例如，Lennox-Gastaut 综合征和婴儿痉挛症等严重的癫痫综合征通常与全面的发育障碍相关联。然而，癫痫对发育的影响因个体而异，取决于发作的类型、频率、控制情况及发作开始的年龄。一些儿童可能在得到适当的治疗和支持后，能够正常或接近正常地发展。

为了减轻癫痫对儿童发育的影响，需要综合性的管理策略，包括进行有效的医学治疗以控制发作、最小化药物不良反应、提供心理社会支持及必要时的特殊教育服务。家庭、医疗团队和教育工作者之间的紧密合作对于确保每个患有癫痫的儿童都能发掘其发展潜力至关重要。

癫痫影响认知吗？

癫痫是一种神经系统疾病，其特征是脑部神经元的异常放电引起的反复发作。这种异常放电不仅可以引起身体症状，如抽搐和意识丧失，也可能影响认知功能。认知功能是指大脑进行信息处理的能力，包括注意力、记忆力、语言理解和表达能力、解决问题的能力、决策和执行功能等。癫痫对认知的影响可以是多方面的，具体取决于癫痫的类型、发作的频率和严重程度、发作控制的情况，以及患者的年龄和发病时间。

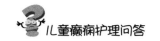

首先，癫痫发作本身可能导致短期的认知功能受损。发作期间和发作后的恢复期，患者可能会经历意识混乱、记忆缺失或其他认知障碍。长期来看，频繁的发作可能对大脑结构和功能造成持续性的影响，进而影响认知发展。

其次，癫痫的某些类型与特定的认知障碍有更密切的关联。例如，颞叶癫痫患者可能会经历记忆问题，因为颞叶与记忆形成和存储有关。此外，某些严重的癫痫综合征，如 Lennox-Gastaut 综合征，通常与全面的认知障碍相关联。

再者，用于治疗癫痫的抗癫痫药物可能会对认知功能产生不良反应。一些药物可能导致疲劳、注意力不集中、记忆力减退或执行功能障碍。这些不良反应可能会加剧已有的认知问题或造成新的问题。除了生理因素，癫痫可能还会间接影响认知发展。患者可能因为担心发作而产生焦虑和抑郁，这些情绪问题本身就可能干扰认知功能。此外，癫痫可能导致学校缺勤和学习困难，影响教育成就。

尽管如此，癫痫对认知的影响因人而异。一些患者在得到有效治疗和适当的教育支持后，可能会有很好的认知功能和学术成就。为了减少癫痫对认知的影响，医生可能会调整药物以最小化不良反应，同时提供针对性的认知康复训练和教育干预。通过这些综合性的管理措施，可以帮助癫痫患者维持或改善其认知能力。

影响癫痫儿童学习的主要因素
有哪些?

　　癫痫是一种常见的慢性神经系统疾病,对儿童的学习能力有着显著的影响。影响癫痫儿童学习的主要因素包括以下几点。

　　(1)发作频率和严重性:频繁的癫痫发作会直接影响孩子的学习过程,因为它们会导致孩子错过学校课程,难以跟上同龄人的进度。严重的发作可能导致学习中断,甚至有时候需要长时间的恢复期。

　　(2)药物不良反应:用于控制癫痫发作的药物可能会产生不良反应,如嗜睡、注意力不集中、记忆力减退等,这些都会影响儿童的学习能力和学校表现。

　　(3)认知功能障碍:癫痫儿童可能会经历认知功能的障碍,包括记忆力、注意力、执行功能和语言能力等方面的问题,这些认知障碍会对学习产生不利影响。

　　(4)心理社会因素:癫痫儿童可能因为疾病而感到焦虑、自卑和抑郁,这些情绪问题会影响他们的学习动力和社交能力,进而影响学业成绩。

　　(5)学校因素:学校环境和老师的支持程度也会影响癫痫儿童的学习。缺乏对癫痫的了解和不适当的教育方式调整可能会导致孩子在学校遇到困难。

　　(6)家庭支持:家庭的支持和鼓励对癫痫儿童的学习也至关

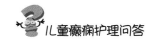

重要。父母的态度、期望及对孩子教育的投入程度都会影响孩子的学业表现。

（7）个体差异：每个癫痫儿童的状况都是独一无二的，他们的智力水平、学习能力、个性特点等个体差异都会影响学习。

为了帮助癫痫儿童更好地学习，需要综合考虑以上因素，制订个性化的教育计划。这可能包括适当的学校和课堂调整、药物治疗的优化、认知和心理治疗及家庭和学校的密切合作。通过这些措施，可以最大化发掘癫痫儿童的学习潜力，帮助他们迎接学习过程中的挑战。

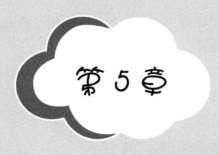

第 5 章

青少年癫痫的
过渡期管理

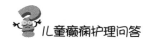

什么是青少年癫痫过渡期?

　　1993 年，美国青少年医学会将青少年过渡定义为"一种有目的、有计划地从以儿童卫生保健系统为中心的青少年患者护理，向以成人卫生保健系统为中心的成人患者护理的转移"。癫痫是最常见的儿童期神经系统疾病，易在儿童时期患病，同其他年龄组相比，青少年组的癫痫患病率更高，约为 20%。随着医疗保健方式和治疗手段等的进步，50% ~ 60% 的癫痫儿童在童年时期癫痫发作能够通过服用抗癫痫药物、手术治疗、饮食疗法、迷走神经刺激等得到缓解，并且能够停止抗癫痫药物的治疗。而其他 40% ~ 50% 患儿的癫痫可能在青春期继续存在并持续到成年。这部分患儿在到达成人年龄后不能够在儿童医疗机构继续跟进疾病的治疗与保健，需要过渡到以成人为主的医疗保健系统中去，以进行持续的健康历程管理。

　　但儿科与成人的医院系统间有较大的差异。儿科主要以家庭照顾为中心，照护者起决定作用，患儿接受家长的意见。而成人综合医院以患者自身为中心，患者能对自身疾病有一定认知，并配合医护人员治疗疾病，照护者所起的作用占比逐渐降低。且癫痫青少年在向成人系统过渡期间容易出现情绪、认知、身体和社会发展问题，对患儿长期的社会心理结果造成不良的影响，从而影响患儿的治疗进展与生活质量。因此，需要一个合理的过渡来连接两个系统，并根据患者具体状况，为其提供更精确的帮助和指导，以增加患者对疾病的自我管理和在社会中的独立性，使青少年成功过渡至成人系统。

青少年癫痫过渡期的挑战和困难有哪些？

青少年癫痫过渡期是指患者从儿童时期过渡到成年时期的这一阶段，这个时期通常伴随着许多挑战和困难。青少年时期的癫痫管理尤其复杂，因为这一时期本身就是个体生理、心理和社会角色发生快速变化的时期。

（1）生理上的挑战：青少年时期是人体生理发展的重要阶段，激素水平的变化可能会影响癫痫的发作频率和严重性。此外，生长激素的变化也可能影响癫痫药物的代谢和效应，可能需要调整药物剂量。

（2）心理上的困难：青少年期是自我认同和自尊心形成的关键时期。癫痫发作的不可预测性可能导致青少年感到羞耻和尴尬，这可能会影响他们的自尊心和心理健康。此外，焦虑和抑郁在青少年癫痫患者中更为常见，这可能与对发作的担忧或者因疾病而受到的社会隔离有关。

（3）社会和教育上的挑战：在学校，青少年癫痫患者可能会

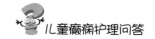

因为发作而错过课程或者考试，这可能影响他们的学业成绩和未来教育机会。他们可能需要特殊的考试安排或者在学习上需要额外的支持。社交活动也可能受到限制，因为担心在公共场合发作可能会导致他们回避社交聚会，从而影响他们的社会技能和人际关系的发展。

（4）药物管理的困难：青少年可能开始对自己的治疗产生怀疑，希望有更多的自主权。他们可能会因为药物不良反应（如体重增加、记忆力减退等）或者对药物依赖的担忧而抵制服药。此外，随着他们开始尝试各种社交活动，如晚上出去和朋友玩，可能会忘记按时服药，导致发作的风险增加。

（5）转换医疗服务的困难：在成长为成年人的过程中，青少年癫痫患者需要从儿童医疗服务过渡到成人医疗服务。这个过程可能会很复杂，因为它不仅涉及医疗保健提供者的变更，还可能涉及治疗方法的变化。确保平稳过渡对于维持癫痫的有效控制至关重要。

（6）生活方式的挑战：随着青少年开始尝试独立生活，他们可能会接触到可能诱发癫痫发作的生活方式因素，如酒精和药物滥用、睡眠不足和压力增加。这些因素可能会导致癫痫发作的频率增加，对患者的健康和安全造成威胁。

（7）性别特有的问题：女性成年患者可能还需要面对关于避孕和怀孕的问题。某些抗癫痫药物可能会与激素避孕药相互作用，减弱避孕效果，或者对胎儿造成危害。对于希望怀孕的女性成年患者，需要特别的医疗指导来管理她们的癫痫，同时保护未来孩子的健康。

青少年癫痫过渡期的挑战和困难是多方面的，包括生理、心理、社会、教育、药物管理、医疗服务转换及生活方式的变化。每个患者的情况都是独特的，因此需要个性化的管理计划来应对这些挑战。与医疗保健提供者、家庭成员和教育工作者的紧密合作对于支持青少年癫痫患者顺利过渡到成年期至关重要。通过综合的关怀和支持，可以帮助他们更好地进行疾病控制和改善生活质量。

什么时候启动青少年癫痫的过渡？

从青春期早期开始的过渡过程可以帮助患者发展自我保健、自我倡导和决策技能，但在大多数医疗保健机构中，确定何时从儿科向成人医疗过渡，年龄是最常用的标准。美国儿科学会、美国内科医师学会和美国内科医师协会联合提出的 2002 年共识指南指出，过渡到成年人护理是一个渐进的过程，并要根据年龄每年更新过渡计划。美国医师学会建议神经系统疾病的患儿从 12 岁开始进行准备评估，并让青少年参与决策，和护理人员共同制订目标。

青少年癫痫的过渡期是指患者从儿童医疗服务转向成人医疗服务的阶段，这通常涉及 12 ~ 18 岁的时间段。启动过渡的具体时间因人而异，取决于患者的成熟程度、独立性、个人需求及病情稳定性。大多数专家建议，过渡准备应该在患者进入青春期时开始，为 12 ~ 14 岁，以便有足够的时间来评估、制订和实施过

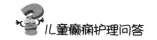
渡计划。

过渡期的启动应当是一个有计划、有组织的过程，需要多学科团队的合作，包括神经科医生、护士、心理学家、社会工作者和教育人员。过渡计划应该涵盖以下几个关键领域。

（1）教育和自我管理：青少年需要逐渐学会管理自己的病情，包括了解癫痫的基本知识、药物治疗、发作触发因素和急救措施。他们还需要被教育如何与他人交流关于自己病情的信息。

（2）医疗保健过渡：儿童医疗服务与成人医疗服务在治疗哲学和方式上可能有所不同。过渡计划应该包括逐步介绍成人医疗系统的流程，包括如何预约、如何与医疗保健提供者沟通及如何获取紧急医疗服务。

（3）社会和心理支持：青少年期是一个身份和自我认同形成的关键时期，癫痫患者可能需要额外的心理、社会支持来应对与疾病相关的挑战。这可能包括与同龄人的交流、职业规划和应对潜在的情绪和行为问题。

（4）生活技能培养：为了在成人生活中取得成功，青少年癫痫患者需要培养一系列生活技能，包括时间管理、财务管理、健康生活习惯及独立生活的能力。

（5）法律和伦理问题：随着年龄的增长，患者需要了解与他们病情相关的法律和伦理问题，如驾驶限制、工作权利和保密问题。

如何进行青少年癫痫的过渡？

青少年癫痫的过渡是一个关键过程，它涉及从以儿童为中心的医疗保健体系向以成人为中心的医疗保健体系的平稳过渡。这个过程不仅包括医疗保健的转移，还包括教育、心理、社会和生活技能的发展，旨在帮助青少年癫痫患者成为能够独立管理自己健康的成年人。以下是实施过渡计划的关键步骤。

1. 制订个体化的过渡计划

过渡计划应当在青少年早期（通常 12 ~ 14 岁）开始制订，以确保有足够的时间逐步实施。计划应当根据青少年的具体需要、能力和偏好量身定制，并涉及多学科团队，包括神经科医生、护士、心理学家、社会工作者和教育人员。

2. 教育和自我管理

青少年需要了解自己的病情，包括癫痫的类型、发作的触发因素、药物治疗、不良反应管理和急救措施。此外，他们应该学会如何与他人（包括专业医务人员）交流关于自己病情的信息，并逐步承担更多的自我管理责任。

3. 医疗保健过渡计划

该计划应包括从儿童医疗服务向成人医疗服务的转移。

（1）介绍成人医疗系统：向青少年介绍成人医疗系统的运作方式，包括预约流程、医疗团队的构成等。

（2）选择医疗提供者：帮助青少年选择合适的成人医疗保健提供者，并确保平稳过渡。

（3）信息的传递：确保儿童医疗记录和重要的医疗信息能够顺利传递给成人医疗保健机构。

4. 社会和心理支持

青少年期是一个充满挑战的时期，癫痫患者可能需要额外的支持来应对与疾病相关的心理、社会挑战。

（1）情感支持：提供情感和心理上的支持，帮助青少年应对可能的焦虑和抑郁。

（2）同龄人支持：鼓励青少年参与支持小组，与其他癫痫患者交流。

（3）职业规划：提供职业咨询，帮助青少年探索未来的职业道路和教育机会。

5. 生活技能培养

传授青少年癫痫患者一系列生活技能，以便他们能够独立生活和工作。

（1）时间和财务管理：教授时间管理技巧和基本的财务知识。

（2）健康生活习惯：鼓励健康的饮食和适量的运动。

（3）独立生活能力：包括烹饪、清洁、购物和公共交通系统的使用。

6. 法律和伦理问题

随着青少年逐渐成熟，他们需要了解与癫痫相关的法律和伦理问题。

（1）驾驶限制：了解癫痫患者驾驶的法律限制和安全指南。

（2）工作权利：了解工作场所的权利和如何请求合理的工作

场所调整。

（3）保密和隐私：了解个人医疗信息的保密性和与之相关的权利。

7. 定期检查和调整计划

过渡计划应该是一个动态的过程，需要根据青少年的成长、发展和变化的需求进行调整。定期检查过渡计划的进展，确保目标仍然符合青少年的最佳利益。

8. 支持网络的建立

帮助青少年建立一个坚实的支持网络，这个网络应包括家庭、朋友、医疗保健提供者和其他支持人员，以便在过渡期间和之后提供必要的支持。

总之，青少年癫痫的过渡是一个全面的、多学科的过程，需要早期规划、持续的沟通和个性化的支持。通过这样的过渡计划，青少年癫痫患者可以更好地准备进入成人生活，同时有效管理自己的健康状况。

青少年达到什么样的要求可以顺利实现过渡？

青少年从儿童医疗体系过渡到成人医疗体系是一个复杂的过程，涉及许多方面的准备和评估工作。为了顺利实现过渡，青少年需要达到一系列的要求。

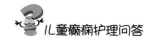

1. 自我管理能力

青少年应该具备一定程度的自我管理能力，包括对自己健康状况的了解和管理。这意味着他们能够做到以下事情。

（1）理解自己的疾病和治疗方案。

（2）遵循医生的指导，自行管理药物。

（3）识别疾病的症状和征兆，并知道何时寻求帮助。

（4）进行简单的健康决策和处理日常的医疗问题。

2. 基本的生活技能

青少年需要掌握基本的生活技能，以便独立生活。

（1）能够进行日常的个人卫生整理和自我照顾。

（2）管理个人财务，如使用银行账户和制订预算规划。

（3）准备简单的餐食和进行基本的家务。

（4）使用公共交通工具或自己驾车。

3. 社交和沟通技巧

良好的社交和沟通技巧对于青少年与医疗团队、雇主和同龄人有效交流至关重要。

（1）清晰地表达自己的健康需求和疑虑。

（2）与医疗提供者建立和维护专业关系。

（3）在必要时，能够自我倡导，如请求合理的工作场所调整。

4. 知识和教育

青少年需要接受足够的知识和教育来理解成人医疗体系的工作方式。

（1）对医疗保险和覆盖范围的基本了解。

（2）知道如何预约看医生和进行医疗检查。

（3）了解药物和治疗的副作用及如何处理。

5. 心理和情感准备

心理和情感上的成熟是顺利过渡的关键。

（1）变化有适应性，能够处理与成长相关的压力。

（2）有一定的抗挫折能力和解决问题的能力。

（3）愿意接受新的责任和成人角色。

6. 法律和伦理意识

青少年需要对成人世界中的法律和伦理问题有基本的认识。

（1）知道自己的法律权利，尤其是在医疗保健和就业方面。

（2）了解隐私权和信息保密的重要性。

（3）对健康信息的管理和共享有基本的了解。

7. 计划和目标设定

有效地过渡需要明确的计划和目标。

（1）与家人和医疗团队共同制订一个过渡计划。

（2）为自己设定短期和长期的健康和生活目标。

（3）定期评估进度，并根据需要调整计划。

8. 支持系统

青少年需要得到足够多的支持。

（1）家庭成员、朋友和同龄人提供的支持。

（2）医疗保健提供者和其他专业人员的支持。

（3）社区资源和服务，如支持小组和教育课程。

总的来说，顺利过渡到成人医疗体系需要青少年在自我管理、生活技能、社交沟通、知识教育、心理情感、法律伦理意识、计

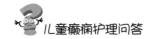

划目标设定及建立支持系统等方面做好充分的准备。这些要求的实现，不仅仅是青少年个人的责任，也需要家庭、医疗团队和社会的共同支持和指导。通过这些准备工作，青少年可以更加自信和独立地进入成人世界，同时有效地管理自己的健康和生活。

癫痫和月经有关系吗？

癫痫的发作受到多种因素的影响，其中一个重要的因素是激素。激素是一种在体内分泌和调节各种生理功能的物质，如生长、发育、代谢、免疫、情绪等。激素对癫痫的影响主要是通过改变神经元的兴奋性和抑制性，从而影响癫痫发作的阈值。激素的种类很多，其中最与癫痫相关的是雌激素和孕激素。

雌激素和孕激素是女性的主要性激素，它们在女性的生殖系统和月经周期中起着重要的作用。雌激素和孕激素的水平在月经周期中会发生周期性的变化，一般来说，雌激素在月经前期逐渐升高，而孕激素在月经后期逐渐升高。雌激素和孕激素对癫痫的影响是相反的，雌激素是一种促进神经元兴奋的激素，它可以增加癫痫发作的风险，而孕激素是一种抑制神经元兴奋的激素，它可以降低癫痫发作的风险。因此，当雌激素水平高于孕激素水平时，癫痫发作的可能性就会增加，反之则会减少。

由于月经周期的影响，女性癫痫患者的癫痫发作往往会呈现出一定的规律性，这就是月经性癫痫。月经性癫痫是指癫痫发作与月经周期有明显的相关性，通常在月经前期或月经期出现发作的增加，或者只在月经期出现发作。月经性癫痫约占女性癫痫患者的 40%，它给女性癫痫患者带来了更多的困扰和挑战，如发作的不可预测性、药物的不良反应、生育的障碍等。

月经性癫痫的治疗需要综合考虑女性月经周期的规律性、癫痫的类型、药物的选择和剂量等因素。一般来说，月经性癫痫的治疗分为两种：周期性治疗和连续治疗。周期性治疗是指根据女性的月经周期，在发作高风险时期增加药物的剂量或添加其他药物，以预防或减少发作的发生。连续治疗是指不考虑月经周期，而是持续使用固定的药物和剂量，以维持癫痫的控制。周期性治疗的优点是可以减少药物的用量和不良反应，但是需要女性有规律的月经周期和良好的依从性。连续治疗的优点是可以简化治疗方案和提高治疗效果，但是可能增加药物的不良反应和药物相互作用的风险。

月经性癫痫的治疗药物主要包括抗癫痫药、激素药和非激素药。抗癫痫药是治疗癫痫的基础，它们可以直接作用于神经元，调节神经元的兴奋性和抑制性，从而控制癫痫发作。抗癫痫药的种类很多，如苯妥英钠、卡马西平、丙戊酸钠、托吡酯、拉莫三嗪、左乙拉西坦等，它们的作用机制和适应证各不相同，需要根据癫痫的类型和个体的情况来选择。激素药是指可以影响激素水平的药物，如孕激素、避孕药、丙酸睾酮等，它们可以通过改变激素的平衡，从而影响癫痫的发作。激素药的使用需要注意激素的种类、剂量、使用时间和方式，避免造成其他的不良后果，如月经紊乱、肝功能异常、血栓形成等。非激素药是指可以影响其他的神经递质或受体的药物，如丁螺环酮、氟西汀、维生素 B_6

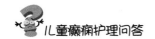

等，它们可以通过其他的途径，从而影响癫痫的发作。非激素药的使用需要注意药物的安全性、有效性和药物相互作用等问题。

癫痫和月经有一定的关系，月经周期会影响女性的激素水平，而激素水平又会影响癫痫的发作。月经性癫痫是一种与月经周期有关的癫痫发作，它给女性癫痫患者带来了更多的困扰和挑战。月经性癫痫的治疗需要综合考虑女性的月经周期的规律性、癫痫的类型、药物的选择和剂量等因素，使用抗癫痫药、激素药和非激素药等不同的治疗方案，以获得最佳的治疗效果。

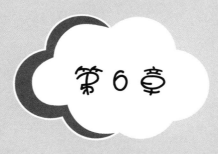

第6章

儿童癫痫的共患病管理

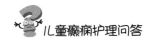

什么是癫痫共患病？

癫痫共患病是指与癫痫同时存在的其他疾病或症状。这些共患病可能与癫痫有直接的病理生理关联，也可能是独立的健康问题，但它们会对癫痫患者的治疗、预后和生活质量产生重要影响。

癫痫共患病可以分为神经精神类和系统性类两大类。神经精神类共患病包括但不限于抑郁症、焦虑症、注意缺陷多动障碍、孤独症谱系障碍和认知障碍等。这些症状可能是由癫痫发作和慢性脑功能改变引起的，或者可能是由与癫痫相同的脑部病理条件所致。例如，癫痫患者中抑郁和焦虑的发生率较高，这不仅影响患者的情绪状态，还可能影响癫痫的治疗效果和患者的自我管理能力。

系统性类共患病则涉及身体其他系统，如心血管疾病、骨质疏松症、内分泌紊乱、消化系统疾病等。这些疾病可能由于癫痫本身或其治疗药物的不良反应而产生。比如，某些抗癫痫药物可能会对骨密度产生负面影响，引起或加重骨质疏松症。

癫痫共患病的管理需要一个多学科团队的合作，包括神经科医生、精神科医生、心理学家、内科医生等。治疗策略应当综合考虑癫痫的控制和共患病的治疗，以及患者的整体健康状况和生活质量。例如，对抑郁或焦虑等精神症状，可能需要心理治疗或抗抑郁药物的配合使用；对骨质疏松症，则可能需要钙和维生素 D 的补充，以及生活方式的调整。

总之，癫痫共患病是癫痫治疗中不可忽视的一部分，它们可能会加重癫痫的病情，增加治疗难度，降低患者的生活质量。因此，癫痫患者的综合评估和个体化治疗计划对于改善患者的整体健康状况和生活质量至关重要。

常见的儿童癫痫共患病类型有什么？

儿童癫痫不仅会影响患儿的生理健康，还会影响其心理、社会和学习等方面的发展，给患儿和家庭带来沉重的负担。儿童癫痫常见的共患病类型主要有以下几种。

1. 孤独症谱系障碍

孤独症谱系障碍是一种发育性神经精神疾病，其特征是社交交流和社会互动障碍，以及重复和刻板的行为和兴趣。癫痫和孤独症谱系障碍的共患率在儿童中是 5% ~ 37%。另外，孤独症谱系障碍患者共患癫痫的比例在 2.4% ~ 46%。癫痫和孤独症谱系障碍的共患是相当常见的，儿童癫痫和孤独症谱系障碍的关系可能是双向的，即癫痫可能是孤独症谱系障碍的病因或结果，也可能是孤独症谱系障碍的合并症或并发症。儿童癫痫共患孤独症谱系障碍的诊断和治疗需要综合考虑两者的相互影响，采用多学科的协作方式，为患儿提供个体化的管理方案。

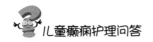

2. 抑郁症

抑郁症是一种常见的精神疾病，也是癫痫患儿一个重要的心理问题。与非癫痫儿童相比，癫痫儿童患抑郁症的风险显著增加。其发病率在不同研究中的区间范围为20% ~ 55%。危险因素较多，癫痫发作本身可能是儿童发生抑郁的危险因素；首次癫痫发作后的儿童抑郁和焦虑水平升高；使用多种抗癫痫药可能增加抑郁和焦虑症状；女性癫痫儿童抑郁风险大于男性。认知行为疗法是首选的心理干预方法；选择性5-羟色胺再摄取抑制剂是首选的治疗药物；心理治疗与药物联合应用效果较单独使用好，同时家庭支持与参与也很重要。

3. 注意缺陷多动障碍

注意缺陷多动障碍是一种发育性神经精神疾病，其特征是注意力不集中、多动和冲动。癫痫患儿中注意缺陷多动障碍的患病率在目标研究人群中为30% ~ 40%，在非目标人群登记研究中为12.5% ~ 15%，总体患病率比无癫痫发作的健康儿童高2.5 ~ 5.5倍。儿童癫痫和注意缺陷多动障碍的关系可能是因果的，即癫痫可能是注意缺陷多动障碍的病因或结果，也可能是注意缺陷多动障碍的合并症或并发症。儿童癫痫共患注意缺陷多动障碍的诊断和治疗需要综合考虑两者的相互影响，采用多学科的协作方式，为患儿提供个体化的管理方案。

4. 智力障碍

智力障碍是一种发育性神经精神疾病，其特征是智力水平低于平均水平，以及适应能力的缺陷。儿童癫痫和智力障碍的共患率高达30% ~ 50%，远高于一般人群的1% ~ 3%。儿童癫痫和智力障碍的关系可能是因果的，即癫痫可能是智力障碍的病因或结果，也可能是智力障碍的合并症或并发症。儿童癫痫共患智力障碍的诊断和治疗需要综合考虑两者的相互影响，采用多学科的协作方式，为患儿提供个体化的管理方案。

5. 睡眠问题

睡眠问题是一种常见的神经系统疾病，其特征是睡眠的质量和数量的异常，影响日间的功能和健康。儿童癫痫和睡眠问题的共患率高达 50% ~ 80%，远高于一般人群的 10% ~ 30%。儿童癫痫和睡眠问题的关系可能是双向的，即癫痫可能是睡眠问题的病因或结果，也可能是睡眠问题的合并症或并发症。儿童癫痫共患睡眠问题的诊断和治疗需要综合考虑两者的相互影响，采用多学科的协作方式，为患儿提供个体化的管理方案。

如何管理癫痫共患孤独症谱系障碍？

癫痫共患孤独症谱系障碍是一个在当今医学研究领域中备受关注的话题。癫痫是一种神经系统疾病，表现为大脑中的神经活动突然异常，导致反复的、不可预测的发作。而孤独症谱系障碍是一种影响个体社交互动、沟通能力和行为模式的神经发育障碍。

首先，我们必须认识到，癫痫和孤独症谱系障碍之间存在着一定的共患率。相较于普通人群，孤独症患者患上癫痫的风险要高出许多。癫痫和孤独症谱系障碍的共患率在儿童中

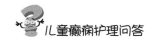

是 5% ~ 37%。另外，孤独症谱系障碍患者共患癫痫的比例为 2.4% ~ 46%。癫痫和孤独症谱系障碍的共患是相当常见的。癫痫和孤独症谱系障碍共患的原因尚未完全明了，但研究人员提出了多种可能的解释。一种观点认为，这两种疾病可能有共同的遗传基础。例如，某些基因突变可能同时增加了患者发展成癫痫和孤独症的可能性。另外，大脑结构和功能的异常也可能是导致两种疾病共患的因素之一。例如，大脑中的某些区域在孤独症和癫痫患者中都存在功能紊乱，这表明两种疾病可能共享某些神经生物学路径。

此外，共患癫痫和孤独症谱系障碍可能会使病情更为复杂，治疗更为困难，并对患者的健康造成更严重的影响。具体表现包括认知和行为障碍的风险增加，更明显的社交互动损害，以及预后更差。癫痫合并孤独症谱系障碍患者的总死亡率高于单纯孤独症谱系障碍患者的死亡率。因此，共患癫痫和孤独症谱系障碍对患者的生活质量和健康状况都会产生负面影响。

在诊断和治疗癫痫共患孤独症谱系障碍时，医生和照护者面临着独特的挑战。孤独症患者可能难以准确表达自己的感受和症状，这使得诊断癫痫变得更加困难。此外，孤独症患者可能对环境变化或药物不良反应更为敏感。

1. 儿童癫痫共患孤独症谱系障碍如何识别及筛查？

癫痫共患孤独症谱系障碍的识别和筛查是一个复杂的过程，需要综合考虑患儿的行为表现、评估量表结果及专家的诊断意见。早期识别和筛查是关键，因为早期诊断和干预可以有效改善患儿的预后。

首先，早期识别标记对于孤独症谱系障碍的识别至关重要。孤独症谱系障碍早期识别的五种行为标记，简称为"五不"行为，包括不（少）看、不（少）应、不（少）指、不（少）语、不当。这些行为标记可以帮助家长和医生早期发现潜在的孤独症谱系障碍症状。

其次，专家评估和诊断是至关重要的。当患儿以癫痫就诊时，应常规问及孤独症谱系障碍的病史和表现，做必要的孤独症谱系障碍相关评估；当患儿以孤独症谱系障碍表现来就诊时，应常规问及癫痫的病史和表现，必要时进行脑电图监测，对共患的癫痫及孤独症谱系障碍做出正确诊断。专家的诊断意见和评估结果将有助于确定患儿是否存在孤独症谱系障碍，并为制订早期干预计划提供依据。

癫痫共患孤独症谱系障碍的识别和筛查需要综合考虑患儿的行为表现、评估量表结果及专家的诊断意见。早期识别和干预对于改善患儿的预后至关重要，因此家长和医生应密切关注潜在的孤独症谱系障碍症状，并及时寻求专业的评估和诊断。

2. 儿童癫痫共患孤独症谱系障碍评估的步骤

（1）病史收集：详细了解患儿的出生史、发育史、家族史、病史等信息。

（2）体格检查：包括神经系统检查和一般体检，重点关注可能与孤独症谱系障碍相关的特征。

（3）神经心理评估：通过标准化测试和量表评估患儿的认知功能、言语和社交能力。

（4）脑电图检查：评估患儿的脑电活动，寻找癫痫发作的

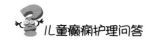

证据。

（5）影像学检查：如 MRI，帮助排除其他可能的神经系统疾病。

（6）行为和社交评估：通过观察和专业工具评估患儿的行为模式和社交互动。

（7）家庭和教育背景评估：了解家庭环境和教育资源对患儿的影响。

3. 评估儿童癫痫共患孤独症谱系障碍可使用的主要工具

（1）孤独症诊断观察量表：是一种半结构化的评估工具，专门用于评估孤独症谱系障碍的症状和行为。它为临床医生和研究人员提供了一个标准化的方式来观察和评估与孤独症相关的行为特征。孤独症诊断观察量表通过一系列的活动和社交互动，评估个体在社交沟通、互动、游戏和兴趣方面的表现。该量表适用于儿童、青少年及成人。

孤独症诊断观察量表是由 Catherine Lord 和她的同事在 20世纪 80 年代末期开发的，并且随后经过了几次修订。最新版本是孤独症诊断观察量表 2，它包括了 5 个不同的模块，每个模块针对不同的发展水平和语言能力：①模块 1 适用于不使用语言或使用语言有限的儿童；②模块 2 适用于使用短语语言但不具备流利语言能力的儿童；③模块 3 适用于具备流利语言能力的儿童和未成年人；④模块 4 适用于具备流利语言能力的青少年和成人；⑤幼儿模块适用于年龄在 12 ~ 30 个月的幼儿。

孤独症诊断观察量表 2 评估过程：评估过程通常由经过专门培训的临床医生或研究人员进行。测试者会引导受测者完成一系列标准化的活动和任务，这些活动被设计为激发社交互动、沟通、游戏和兴趣 / 行为的自然表现。评估会在受控制的环境中进行，以确保所有受测者都面对相同的情境和刺激。

孤独症诊断观察量表 2 评估内容：孤独症诊断观察量表 2 包含多个活动，评估以下领域：①社交互动，包括共享兴趣、响应社交微妙信号、建立和维持社交关系等；②沟通，包括语言和非语言沟通技巧，如眼神接触、面部表情、手势和语音、语调；③游戏和想象力，评估个体在游戏活动中的创造性和想象力；④限制性和重复性行为，评估个体的行为是否显示出孤独症谱系障碍的特征性行为模式。

结果解释：孤独症诊断观察量表 2 的结果提供了关于受测者在上述领域中表现的量化数据。这些数据可以帮助临床医生判断个体是否符合孤独症谱系障碍的诊断标准。孤独症诊断观察量表 2 通常与其他评估工具结合使用，如孤独症诊断会谈问卷修订版和标准化的认知及语言测试，以便进行全面的诊断。孤独症诊断观察量表 2 是一种国际公认的孤独症诊断工具，在全球范围内广泛使用。然而，值得注意的是，孤独症诊断观察量表 2 不应单独用于诊断孤独症，它应该作为整体评估的一部分，并且需要结合临床判断和其他诊断信息。

（2）孤独症诊断会谈问卷修订版：是一种结构化的临床诊断工具，用于评估孤独症谱系障碍的症状和行为。它是为了配合孤独症诊断观察量表一起使用，以对个体进行是否符合孤独症诊断的全面评估。孤独症诊断会谈问卷修订版主要是通过对父母或主要照顾者的访谈来收集信息的。

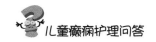

孤独症诊断会谈问卷修订版的发展：孤独症诊断会谈问卷修订版由 Michael Rutter、Ann Le Couteur 和 Catherine Lord 于 20世纪 80 年代开发，后来在 1994 年进行了修订。它基于国际疾病分类 10 和美国精神障碍诊断与统计手册第 4 版中关于孤独症的诊断标准，并且被广泛用于临床和研究环境中。

结构：孤独症诊断会谈问卷修订版包含 93 个项目，这些项目分为以下 4 个主要部分。①语言 / 沟通：评估受访儿童的语言能力和沟通技巧，包括他们使用和理解语言的能力。②社交互动：评估儿童在社交环境中的行为，包括与同龄人的互动、共享情感和社交反应。③重复性和限制性行为：评估儿童是否有重复性的行为模式、限制性的兴趣或活动，以及对环境变化的适应能力。④儿童发展史：收集有关儿童早期发展和里程碑的信息，如走路和说话的年龄。

评估过程：孤独症诊断会谈问卷修订版的评估通常由经过专门培训的临床医生或研究人员进行。访谈通常需要 2 ~ 3 小时，应该在没有受访儿童在场的情况下进行，以便父母或照顾者可以自由地讨论他们的观察和担忧。

结果解释：孤独症诊断会谈问卷修订版的结果提供了关于受访儿童在上述领域中表现的详细信息。这些信息可以帮助临床医生判断个体是否符合孤独症谱系障碍的诊断标准。每个项目都有一个编码系统，用于记录父母或照顾者报告的行为的频率和强度。最终，这些编码被用来确定是否满足孤独症的诊断标准。

应用：孤独症诊断会谈问卷修订版是一种国际公认的评估工具，在全球范围内用于孤独症谱系障碍的诊断和研究。它适用于年龄在 2 岁及以上、有足够发展历史信息可供收集的个体。孤独症诊断会谈问卷修订版尤其在区分孤独症谱系障碍与其他发展障碍时非常有用。

注意事项：尽管孤独症诊断会谈问卷修订版是一种强有力的工具，但它并不是用于单独诊断孤独症的。它应该作为整体诊断过程的一部分，需要结合临床观察、其他评估工具（如孤独症诊断观察量表 2）及个体的医疗和发展历史。此外，孤独症诊断会谈问卷修订版需要由接受过专门培训的专业人员进行，以确保评估的准确性和可靠性。

（3）韦氏智力量表：韦氏学龄儿童智力量表和韦氏学前儿童智力量表都是由心理学家大卫·韦克斯勒设计的，是用于评估儿童的智力和认知能力的工具。这两种量表都是韦氏智力量表系列的一部分，该系列还包括韦氏成人智力量表。

韦氏学龄儿童智力量表：适用于 6 ~ 18 岁的儿童和青少年，是一种广泛使用的智力评估工具。该量表通过一系列标准化的子测试来评估受测儿童在不同认知领域的能力。它包括以下几个主要指数：言语理解指数、知觉推理指数、工作记忆、加工速度指数，每个指数包含若干子测试，而这些子测试的得分会汇总成一个总智力指数。

韦氏学前儿童智力量表：是为年龄为 2 岁 6 个月至 6 岁 11 个月的幼儿设计的智力评估工具。它考虑了幼儿发展的特点，并且提供了适合这个年龄段的子测试。它包括以下几个主要指数：言语理解指数、视觉空间指数、流体推理指数、工作记忆指数、处理速度指数，还特别为 2 岁 6 个月至 3 岁 11 个月的儿童设计

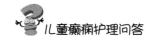

了一些简化的子测试，以适应这个年龄段儿童的发展水平和注意力持续时间。

测试过程和应用：进行儿童或幼儿测试时，受测儿童将在安静的环境中与心理学家或训练有素的专业人员进行一对一的交互。测试包括多个不同的任务，如回答问题、解决拼图、记忆数字串等。测试的总时间取决于儿童的年龄、反应速度和休息需求，通常需要几个小时来完成。韦氏智力量表评估的测试结果可以帮助家长、教师和专业人员了解儿童在不同认知领域的能力，识别潜在的学习障碍，制订教育和干预计划，并评估干预措施的效果。这些量表的得分也可以用于神经心理学评估和研究。需要注意的是，智力测试结果受多种因素影响，包括文化背景、测试条件、儿童当时的情绪状态等。因此，解释这些测试结果时应当谨慎，并结合其他评估方法和临床观察。智力测试并不能全面代表一个人的潜力或价值，而只是在特定时间点上对个体认知能力的一个快照。

（4）适应行为评定量表：是一种用于评估个体日常生活技能的心理评定工具。适应行为是指个体在真实生活情境中应对环境要求、满足个人福祉和社会期望的能力，包括实际生活技能、社交技能、沟通技能等。适应行为评定量表被广泛用于评估不同年龄和发展水平的个体，包括儿童、青少年和成人，特别是那些有智力障碍、孤独症谱系障碍、学习障碍、注意缺陷多动障碍和其他发展障碍的个体。

版本和结构：适应行为评定量表有多个版本，适用于不同年龄段的个体。例如，适应行为评定量表Ⅱ是该工具的第二版，涵盖了从婴儿到成人的评估。适应行为评定量表Ⅲ是最新版本，提供了更新的规范和更广泛的适用范围。适应行为评定量表通常分为以下几个领域。①概念领域：包括语言能力、阅读和写作技能、数学技能等。②社交领域：包括与他人建立和维持关系的能力、理解和遵守社会规则等。③实际领域：包括自我照顾、家务、金钱管理、健康和安全等日常生活技能。

评估过程：适应行为评定量表的评估通常由父母、教师、照顾者或个体本人（如果他们足够成熟且具备自我评估能力）完成。评估者会填写一系列问题，这些问题涉及个体在日常生活中的表现。问题的回答通常采用类似 Likert 量表的格式，评估者需要根据个体在特定技能上的表现频率和独立性来打分。

结果解释：适应行为评定量表的评分结果可以提供关于个体在各个适应行为领域的表现的详细信息，以及他们的总体适应行为能力。这些得分可以与年龄相对应的规范样本进行比较，以确定个体在某些领域的表现是否低于同龄人的平均水平。评估结果有助于制订个性化的支持计划及制订干预措施，以提高个体的适应行为技能。

应用：适应行为评定量表广泛应用于教育、临床和研究设置中。它可以用于：①评估智力障碍的个体的适应行为。②确定孤独症谱系障碍个体的强项和弱点。③为学习障碍或其他发展障碍的个体制订教育计划。④评估因伤或疾病而可能影响日常功能的成人或老年人。⑤作为研究工具，了解适应行为与其他变量（如认知能力，社会、经济地位等）之间的关系。

注意事项：尽管适应行为评定量表是一种有用的评估工具，

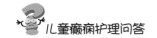

但它并不是用于诊断的工具。它应该作为整体评估过程的一部分，与其他评估工具和方法结合使用。此外，适应行为评定量表的评估结果需要由经过专门培训的专业人员进行解释，以确保准确性和适当性。

（5）孤独症行为评定量表：是一种筛查工具，用于帮助识别可能患有孤独症谱系障碍的个体。这个量表是由 Krug 于 1978 年编制的，是 TEACCH 计划的一部分，旨在为教育人员和临床工作者提供一种快速评估孤独症状况的方法。孤独症行为评定量表包含了多个条目，这些条目涵盖了孤独症的多个核心症状领域，包括 5 个方面。①感官和知觉异常：评估个体在处理感官输入（如声音、触觉、味觉）方面是否有异常。②言语和语言障碍：涉及个体在语言表达和理解方面的能力。③社交关系和情感交流：评估个体在与他人建立和维护关系方面的困难。④身体和运动行为：关注个体的运动协调性和任何与身体相关的刻板行为。⑤生活习惯和健康习惯：评估个体在日常生活技能和习惯方面的表现。

评估者（通常是教师、家长或其他照顾者）需要根据个体在每个条目上的表现打分。每个条目都有一个分值，分值的高低反映了相应行为的频率和严重性。得分较高通常表明在该领域可能存在问题，而总分较高则可能表明具有孤独症谱系障碍的风险。

孤独症行为评定量表可以作为初步筛查工具使用，但它不是用来诊断孤独症的。如果一个个体在孤独症行为评定量表上得分较高，建议进行更全面的评估，包括专业的临床评估和可能的行为观察，以确定是否确实存在孤独症谱系障碍或其他发展障碍。

优点包括它的简便性和能够快速为非专业人员提供信息。然而，它也有局限性，包括可能的假阳性率（将非孤独症个体错误地标记为高风险）和对于更为微妙或高功能孤独症表现可能不够敏感。在使用孤独症行为评定量表时，应注意它是一个筛查工具，而不是一个确诊工具。对于任何可能存在孤独症谱系障碍的个体，都应寻求专业的评估和诊断。

（6）改良婴幼儿孤独症筛查量表修订版（Modified Checklist for Autism in Toddlers，Revised, M-CHAT-R 或 M-CHAT-R/F）：是一种广泛使用的工具，用于早期筛查 18 ~ 30 个月大的婴幼儿是否存在孤独症谱系障碍的风险。这个量表是由 Diana Robins、Deborah Fein 和 Marianne Barton 基于原始的改良婴幼儿孤独症筛查量表发展而来的。

M-CHAT-R 是一个简单的问卷，由 20 个问题组成，家长或照护者可以用它来报告儿童的行为。这些问题涉及以下领域：①社交注意力，孩子是否会指向或带来物品以分享兴趣；②模仿，孩子是否模仿家长的行为；③对其他孩子的兴趣，孩子是否对同龄人表现出兴趣；④社会交往，孩子是否享受与人玩耍和互动；⑤非言语沟通，孩子是否使用眼神接触、面部表情或姿势来沟通；⑥对环境变化的反应，孩子是否注意到环境的变化；⑦视觉跟踪，孩子是否对通过的物体感兴趣或跟踪物体；⑧听觉反应，孩子是否对声音做出反应；⑨功能性 / 象征性玩耍，孩子是否以适当的方式使用玩具或物品。

家长或照护者根据他们对孩子行为的观察来回答这些问题，通常是"是"或"否"的选择。根据孩子的得分，可以确定他们

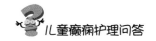

是否处于孤独症谱系障碍风险的高、中或低级别。如果孩子被评估为高风险，建议进行进一步的评估。M-CHAT-R/F（F代表随访）是 M-CHAT-R 的一个版本，其中包括在初步筛查后对高风险儿童进行随访的问题。随访问卷的目的是通过更详细的问题来减少假阳性结果，从而提高筛查的准确性。M-CHAT-R/F 的一个重要特点是，它可以由没有特殊培训的人员使用，并且可以在短时间内完成。然而，正如所有筛查工具一样，M-CHAT-R/F 并不能确诊孤独症谱系障碍，而是用来识别那些可能需要进一步评估的儿童。如果筛查结果显示有孤独症谱系障碍的风险，专业的临床评估是必要的，以便进行确诊并规划适当的干预措施。

（7）孤独症谱系障碍筛查问卷：是一种筛查工具，设计用来识别学龄期儿童（通常是 6 ~ 17 岁）中的高功能孤独症谱系障碍，特别是阿斯伯格综合征（Asperger syndrome）和其他高功能孤独症谱系障碍。

孤独症谱系障碍筛查问卷由 Ehlers, Gillberg 和 Wing 于 1999 年开发。它包含 27 个项目，每个项目都针对孤独症谱系障碍的特定行为或能力。这些项目涵盖了社交交往、沟通技能、刻板行为和兴趣，以及其他与孤独症谱系障碍相关的行为特征。

家长或教师可以填写孤独症谱系障碍筛查问卷，需要根据他们对孩子在特定行为方面的观察进行评分。每个项目的评分范围为 0 ~ 2 分：① 0 分表示"不符合"（观察到的行为与项目描述不符合）；② 1 分表示"部分符合"（观察到的行为在某种程度上符合项目描述）；③ 2 分表示"完全符合"（观察到的行为完全符合项目描述）。

得分越高，表明孩子显示出孤独症谱系障碍特征的可能性越大。通常会设定一个阈值，超过这个阈值的孩子会被认为有进一步评估孤独症谱系障碍的需要。孤独症谱系障碍筛查问卷并不是用来诊断孤独症谱系障碍的工具，而是一个初步筛查工具，用来识别那些可能需要进行更深入评估的孩子。如果孤独症谱系障碍筛查问卷结果显示一个孩子有孤独症谱系障碍的风险，通常会推荐进行全面的临床评估，包括运用标准化的诊断工具和专业人员进行临床判断。孤独症谱系障碍筛查问卷特别适合于那些在常规教育环境中可能被忽视的高功能孤独症谱系障碍儿童，因为他们的困难可能不像那些功能较低的儿童那样明显。然而，孤独症谱系障碍筛查问卷可能不适用于智力障碍或其他严重发展障碍的儿童。在这些情况下，可能需要使用其他更为全面或有针对性的筛查和评估工具。

（8）儿童神经心理行为检查量表2016版（儿心量表2016）：是一套代表性广泛、信效度高、科学性和实用性强、适合我国国情的儿童发育行为测查量表，也是我国自主研发编制最早的儿童神经行为发育评定量表，由于操作简单方便，在国内已被广泛应用于儿童保健，儿科临床各专业也将其作为评估婴幼儿及儿童发育状况的手段之一。此量表适用范围为我国0～6岁的儿童，现在我国孤独症患儿的发病率在不断增加，病因和发病机制尚不十分清楚，儿心量表增加了交流互动警示行为，进一步拓展了儿心量表筛查和诊断的范围，使具有孤独症风险的儿童得以早发现、早诊断、早干预。儿心量表从大运动、精细运动、适应能力、语言、社会行为5个领域反映神经心理活动特征性行为和动作。发

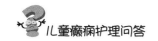

育商水平评价可以分为5个等级：发育商＞130为优秀，发育商110～129为良好，发育商80～109为中等，发育商70～79为临界偏低，发育商＜70为智力发育障碍。

（9）格里菲斯量表：是一种评估儿童早期心理发展的工具，由英国心理学家Ruth Griffiths在20世纪50年代开发。这种量表主要用于评估0～8岁儿童的发展水平，并能够帮助识别可能存在的发展迟缓或其他问题。

格里菲斯量表包含了不同的子量表，每个子量表都关注儿童发展的特定领域。原版的格里菲斯量表包括以下6个领域。①大运动能力。评估儿童的大肌肉群活动，如坐、站、走、跳等。②个人社交能力。评估儿童的自理能力和与他人互动的能力，包括饮食、穿衣、与人交往等。③精细运动能力。评估儿童的手眼协调能力和小肌肉群的活动，如抓握、绘画、搭建积木等。④听觉和语言能力。评估儿童的听力和语言理解能力，以及表达能力。⑤视觉和空间能力。评估儿童对视觉信息的理解和空间感知能力。⑥实践推理能力。评估儿童的认知能力，如解决问题、概念理解和原因推理等。

格里菲斯量表的评估过程通常由专业人士（如心理学家、儿童发展专家、教育心理学家等）进行，他们会使用一系列的测试任务和玩具来观察儿童的行为和反应。评估结果可以帮助专业人士了解儿童在各个发展领域的水平，以及是否需要进一步的干预或支持。

使用格里菲斯量表时，评估者会根据儿童的表现给予相应的分数，并将这些分数与年龄相匹配的标准分进行比较，以此来判断儿童的发展是否在正常范围之内。如果发现儿童在某一领域的发展落后，可能需要进行进一步的评估，并根据需要提供早期干预服务。

（10）儿童孤独症筛查量表：是一种用于筛查 2 ~ 3 岁幼儿是否存在孤独症谱系障碍风险的工具。儿童孤独症筛查量表的设计旨在帮助非专业人士（如儿科医生、早期干预专家、教师等）快速识别可能存在孤独症谱系障碍风险的儿童，以便及时进行进一步的评估和干预。

儿童孤独症筛查量表是由 Wendy Stone 博士和她的同事们在范德堡大学发展出来的，这个工具通过一系列的游戏和活动来观察儿童在社交互动、沟通能力和模仿能力这些与孤独症谱系障碍相关的关键领域的表现。儿童孤独症筛查量表的评估通常由经过专门培训的人员在一个无干扰的环境中进行，整个过程大约需要20 分钟。

儿童孤独症筛查量表包含的活动设计用来引发儿童的兴趣，并观察他们在以下领域的表现。①社交互动：观察儿童是否能够与他人建立眼神接触、共享注意力、参与社交微笑和其他社交性的回应。②沟通能力：评估儿童是否能够使用非言语（如指点、手势）和言语的方式来沟通和表达需求。③模仿能力：检查儿童是否能够模仿成人的动作和声音，模仿是儿童学习和社交发展的一个重要部分。④游戏：评估儿童在玩游戏中的表现，比如他们是否能够适当地使用玩具，以及是否有创造性的游戏行为。

儿童孤独症筛查量表的结果可以帮助评估人员确定儿童是否需要进一步的专业评估，以确定是否确实存在孤独症谱系障碍或

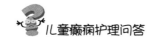

其他发展问题。需要注意的是，儿童孤独症筛查量表并不是一个诊断工具，而是一个筛查工具，它的目的是尽早识别那些可能需要进一步评估的儿童。如果儿童孤独症筛查量表筛查结果显示儿童可能存在孤独症谱系障碍风险，建议进行全面的发展评估，包括更详细的行为观察、家长访谈和可能的医学评估，以便获得准确的诊断，并制订相应的干预计划。早期识别和干预对于孤独症谱系障碍儿童的长期发展至关重要。

（11）Gesell评估量表：是一种用来评估儿童发展的心理学工具，由美国儿童发展的先驱阿诺德·格塞尔（Arnold Gesell）于20世纪初期开发。该量表被设计用来观察和记录儿童在不同年龄阶段的行为和技能，以此来评估他们的发展进度是否符合年龄相关的平均水平。Gesell评估量表主要关注以下几个领域。①运动技能：包括粗大运动技能（如走路、跳跃）和精细运动技能（如拿起小物件、使用手指）。②适应性：指儿童对新环境或新情况的适应能力，包括解决问题的技能。③语言能力：涉及儿童的语言理解和表达能力，包括词汇量、句子结构和沟通能力。④个人-社交能力：评估儿童与他人互动的能力，包括合作、遵守规则和建立关系的技能。

Gesell评估量表通常由专业人士如儿童心理学家、教育者或儿科医生使用，他们通过观察儿童在特定的标准化测试环境中的表现来进行评估。测试通常包括一系列的任务和问题，这些任务和问题旨在激发儿童展示他们在上述领域的能力。

该量表提供了年龄特定的发展里程碑作为参考，帮助评估者确定儿童是否达到了他们所处年龄段的典型发展水平。如果儿童在某些领域的发展落后，Gesell 评估量表可以帮助识别出潜在的发展障碍或其他需要关注的问题。值得注意的是，Gesell 评估量表并不是唯一用来评估儿童发展的工具，而且随着时间的推移和研究的深入，新的评估工具和方法也被开发出来。因此，在实际应用中，Gesell 评估量表可能会与其他评估工具一起使用，以获得更全面的儿童发展画像。

4. 癫痫共患孤独症谱系障碍的干预

干预的首要任务是对癫痫进行有效控制。癫痫的发作不仅会对患者的身体健康造成威胁，还会加剧孤独症谱系障碍的症状，如引发或增加行为问题和学习障碍。因此，医生通常会根据患者的具体情况，选择适当的抗癫痫药物进行治疗。同时，医生还需密切观察药物的不良反应，特别是那些可能影响认知和行为的不良反应。

除了药物治疗，对于孤独症谱系障碍患者的干预还应包括行为疗法和教育支持。行为疗法，如应用行为分析，可以帮助患者增强社交技能、沟通能力及其他功能性技能。教育支持则包括特殊教育和个性化的学习计划，以满足患者的特殊需求。家庭支持在干预中也扮演着至关重要的角色。家长和其他家庭成员需要获得有关癫痫和孤独症谱系障碍的知识，以便更好地理解和支持患者。此外，家庭成员也应该获得适当的培训，学习如何应对癫痫发作及如何与孤独症谱系障碍患者有效沟通和互动。

多学科团队的合作对于癫痫共患孤独症谱系障碍的干预至关重要。这个团队通常包括神经科医生、精神科医生、心理学家、言语治疗师、职业治疗师和特殊教育老师。团队成员需要定期会

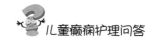
诊，共同制订和调整治疗计划，以确保患者得到全面的照顾。

随着科学研究的进展，新的治疗方法和干预策略不断涌现。例如，基因治疗和神经调节技术等新兴治疗手段在一些研究中显示出潜力。因此，医学界应当持续关注这些新进展，并在实践中不断探索和完善针对癫痫共患孤独症谱系障碍患者的干预方法。癫痫共患孤独症谱系障碍的干预需要综合考虑药物治疗、行为疗法、教育支持及家庭和多学科团队的支持。通过这些综合干预措施，可以为患者提供更有效的帮助，改善他们的生活质量，并帮助他们发掘其潜能。随着研究的深入和新治疗方法的发展，未来对于这一特殊群体的干预将更加精准和高效。

如何管理癫痫共患抑郁症？

癫痫是一种常见的神经系统慢性疾病，全球有超过 7 000 万人受到影响。近年来，癫痫共患抑郁症的研究引起了广泛关注。抑郁症是癫痫患者最常见的精神疾病之一，其发病率在不同研究中的区间范围为 20% ~ 55%。这种共患病的发病率差异可能受到多种因素的影响，包括研究类型、抑郁症的观察期、调查对象、样本量，以及采用的诊断评分标准等。特别值得注意的是，在所有的癫痫类型中，颞叶癫痫的抑郁症发病率最高。

癫痫共患抑郁症的危险因素很多，包括心理及社会因素、神经生物学因素、治疗因素、疾病因素、遗传因素等。心理及社会因素关注的方面包括女性、教育程度低、失业、经济压力、社会孤立和内心自卑、耻辱等。神经生物学因素注重患者脑区的成像异常，显示了几个大脑区域的结构和 / 或功能异常，包括海马、杏仁核、眶额皮质和前扣带回皮质等。治疗方面，抑郁症病史与抗癫痫药物治疗和 / 或癫痫手术导致癫痫控制不良的风险较高有关，这可能是这种双向关系的另一种表现形式。最常见的相关因素是癫痫发作频率，每个月增加一次癫痫发作即增加 38% 的抑郁发作可能性。

近年来的研究表明，未有确切机制解释癫痫共患抑郁症，各种机制纵横交错、相互影响，可能共同支持共病的发生发展过程，包括神经生物学机制、免疫和炎症机制、神经网络机制、遗传机制等。这些研究成果为未来针对癫痫共患抑郁症的治疗干预措施和降低患者不良结果风险提供了重要的参考和指导。

1. 儿童癫痫共患抑郁症筛查的重要性

对儿童癫痫患者而言，定期进行抑郁症的筛查至关重要。应定期监测使用抗癫痫药的患者是否出现自杀意念或抑郁，或者这些情况有无加重。首先，抑郁症的早期发现和治疗可以显著提高儿童的生活质量。其次，未经治疗的抑郁症可能导致癫痫的治疗效果不佳，甚至增加发作频率。再者，抑郁症可能增加自伤和自杀的风险，因此及时发现并干预是必要的。

2. 儿童癫痫共患抑郁症的筛查方法

儿童癫痫共患抑郁症的筛查应该是一个多维度、多步骤的过程。首先，可以通过问卷调查来初步评估儿童的情绪状态，如使用儿童抑郁量表或儿童抑郁评定量表。其次，需要专业的临床心理师或精神科医生对筛查结果进行评估，以确定是否需要进一步

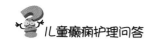

的诊断和治疗。最后，家庭成员和教师的观察也是不可忽视的信息来源，他们对儿童的日常行为和情绪变化可能有更直接的了解。

3. 儿童癫痫共患抑郁症的评估

对于筛查出可能存在抑郁症状的儿童癫痫患者，需要进行详细的评估。这包括全面的心理评估、家庭和学校环境的评估，以及可能的生物标志物检测。心理评估不仅包括对抑郁症状的评估，还应该评估患儿的自尊、应对策略和社交技能。家庭和学校环境的评估则需要关注患儿是否遭受排斥、欺负或其他形式的社交困难。生物标志物检测可能包括血液和脑脊液中某些神经递质水平的测定，以寻找抑郁症的生物学证据。

4. 儿童癫痫共患抑郁症的干预方式

（1）早期识别和评估：针对儿童癫痫共患抑郁症的干预首先应从早期识别和评估入手。家长、教师和医疗工作者应共同关注儿童的情绪变化，如持续的悲伤、兴趣丧失、疲劳或注意力难以集中等症状。一旦发现这些迹象，应及时进行专业的心理评估，以确定是否存在抑郁症状。

（2）药物治疗：对于确诊的儿童癫痫抑郁症患者，可根据病情的严重程度采取药物治疗。常用的抗抑郁药物包括选择性5-羟色胺再摄取抑制剂和三环类抗抑郁药。在使用药物治疗时，需特别注意药物间的相互作用，尤其是抗癫痫药物与抗抑郁药物之间的相互影响。

（3）心理治疗：心理治疗是对儿童癫痫共患抑郁干预的重要组成部分。认知行为疗法是一种有效的心理治疗方法，它通过改变患儿的思维模式和行为习惯来缓解抑郁症状。此外，家庭治疗、团体治疗和支持性心理治疗也对改善儿童的情绪状态有积极作用。

（4）社会支持和教育干预：社会支持对于缓解儿童癫痫抑郁症状同样重要。家庭成员、学校和社区应提供一个理解和支持的环境，帮助儿童建立自信，减少因疾病带来的社会歧视和孤立感。教育干预也是必不可少的，包括对儿童进行疾病知识教育，以及对家长和教师进行癫痫和抑郁症知识的培训，以提高他们的疾病管理能力。

如何管理癫痫共患注意缺陷多动障碍？

注意缺陷多动障碍是癫痫患儿最常见的共患病。根据《精神障碍诊断与统计手册第五版》（DSM-5）标准，注意缺陷多动障碍被定义为一种影响功能或发育的持续性注意力不集中和 / 或多动 – 冲动模式。癫痫患儿中注意缺陷多动障碍的患病率在目标研究人群中为 30% ~ 40%，在非目标人群登记研究中为 12.5% ~ 15%，总体患病率比无癫痫发作的健康儿童高 2.5 ~ 5.5 倍。

共患注意缺陷多动障碍对癫痫患者有显著的影响，通常与学业和职业成就低下、抑郁和焦虑有关。然而，注意缺陷多动障碍在癫痫患儿中诊断不足，因为注意力不集中和行为障碍多被归因于癫痫本身，或抗癫痫药物的影响。即使被识别，注意缺陷多动

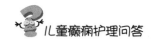

障碍也经常未得到治疗，因为治疗注意缺陷障碍的药物可能会降低癫痫发作的阈值。因此，管理伴注意缺陷多动障碍的癫痫患儿是一个常见且具有挑战性的临床问题。

1. 注意缺陷多动障碍的筛查

对学龄期癫痫患儿进行注意缺陷多动障碍筛查常用国际疾病分类 10 或注意缺陷多动障碍父母评定量表。建议从 6 岁开始对每例癫痫患儿每年进行注意缺陷多动障碍筛查，尽量在首次诊断时进行筛查。

2. 注意缺陷多动障碍父母评定量表

本量表是一种由父母或照顾者填写的工具，用于评估儿童是否可能有注意缺陷多动障碍。这种量表通常包括一系列关于孩子行为和注意力的问题，旨在捕捉与注意缺陷多动障碍相关的症状。虽然具体的量表可能有所不同，但注意缺陷多动障碍父母评定量表通常会包括以下几个方面。

（1）注意力问题：评估孩子是否容易分心，是否难以专注于任务，以及是否经常忘记日常活动。

（2）多动行为：评估孩子是否过度活跃，是否难以静坐，以及是否经常在不适当的时候奔跑或爬行。

（3）冲动行为：评估孩子是否在没有深思熟虑的情况下行动，是否难以等待轮到自己，以及是否经常打断别人。

（4）情绪调节：评估孩子是否容易激动，是否情绪波动大，以及是否有挫败感。

（5）社交互动：评估孩子在与同龄人交往时是否有困难，是否容易与其他孩子发生冲突。

（6）遵守规则和指令：评估孩子是否有遵守家庭和学校规则的困难，是否能够遵循指示。

量表通常会要求父母根据孩子在过去六个月内的行为来回答问题，并使用一个评分系统来量化症状的频率和严重程度。例如，评分可能是一个 0 ~ 3 的等级，其中 0 表示"从不"，1 表示"偶尔"，2 表示"经常"，3 表示"非常频繁"。完成评定后，专业人员将根据量表结果及其他信息（如学校报告、临床观察等）来评估孩子是否符合注意缺陷多动障碍的诊断标准。

需要注意的是，注意缺陷多动障碍父母评定量表仅是诊断过程中的一个工具，不能单独用于诊断。诊断注意缺陷多动障碍通常需要综合多种信息来源，并且最好由有资质的医疗保健专业人员来进行。

3. 注意缺陷多动障碍的诊断

在进行诊断时，需要详细询问整个癫痫病程及治疗过程，分析产生注意缺陷多动障碍症状的可能相关因素；进行智力及学习能力测试，以发现是否存在任何学习困难或认知障碍导致的类似注意缺陷多动障碍行为；评估是否存在其他合并精神问题，如抑郁、焦虑等；评估是否存在睡眠障碍。此外，需要加以鉴别的还包括儿童失神癫痫；其他癫痫共患神经系统疾病；癫痫共患家庭或学校的重大心理应激，如恐吓、校园欺凌；癫痫共患其他疾病，如物质滥用、颅脑外伤、甲状腺功能亢进等。在癫痫共患注意缺陷多动障碍的基础上共患多种疾病的情况也很多，如共患精神障碍性疾病，焦虑、抑郁、对立违抗障碍；共患发育问题，如学习和语言障碍或其他神经发育障碍；共患躯体疾病，如抽动障

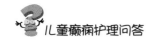

碍、睡眠障碍等。

4. 癫痫共患注意缺陷多动障碍的干预

（1）综合治疗：建议尽早采用综合治疗降低其对生活质量的影响。这包括药物治疗、行为治疗、家长培训、学校干预等。

（2）抗癫痫发作药物的选择：对于癫痫共患注意缺陷多动障碍的患儿，需要优先遵循癫痫治疗药物选用原则。需要关注用药前后癫痫共患注意缺陷多动障碍儿童的认知及行为改变，加强癫痫共患注意缺陷多动障碍的筛查/评估，权衡个体化受益后谨慎选择合适的药物进行治疗。

（3）行为治疗：运用某些程序和方法，来帮助儿童改变他们的行为。行为治疗可以包括父母教育项目，传授改善患儿在校学习或行为的策略等。

（4）药物治疗：对于达到注意缺陷多动障碍诊断标准的癫痫患儿，可以考虑使用盐酸哌甲酯或盐酸托莫西汀等药物进行治疗。需要注意药物的起始滴定剂量、给药频率及治疗和最大剂量等。

（5）全生命周期管理理念：建立儿童癫痫共患注意缺陷多动障碍患者的全生命周期管理理念，儿童癫痫共患注意缺陷多动障碍患者向成年期过渡时，需要及时转介至成人神经科治疗及进行多学科协作综合诊疗，以进一步改善癫痫的预后。

如何管理癫痫共患智力障碍？

智力障碍或智力发育障碍是指发育阶段出现的智力障碍，

包括智力和适应功能缺陷，表现在概念、社交和实用三个领域中。智力障碍是一种由多种病因引起的神经发育障碍，特征为 18 ～ 22 岁前出现不同严重程度的智力功能和适应功能缺陷。癫痫患者中有相当一部分人伴有智力障碍，这种现象在儿童癫痫患者中尤为常见。癫痫发作的类型、频率和控制情况，以及发作开始的年龄等因素，都可能影响患者的智力发展。共患智力障碍的癫痫患者往往表现出更多的学习困难、行为问题和社会适应能力的缺陷，这些问题进一步加剧了患者及其家庭的心理负担。据统计，1/4 的癫痫患者都有智力障碍，癫痫的管理需求也代表着许多智力障碍患者的重要医疗需求。癫痫和智力障碍共同发生通常伴有与频繁的癫痫样活动相关的发育停滞或退化。

1. 发展量表和智力量表

常用的发展量表与智力量表，见表 6–1。

表 6–1　常用发展量表与智力量表

名称	适用年龄	性质
儿童发展量表		
年龄与发育进程问卷	1 ～ 66 个月	筛查量表
丹佛发展筛查测验	0 ～ 6 岁	筛查量表
儿童神经心理行为检查量表（儿心量表）	0 ～ 6 岁	筛查量表
贝利婴儿发展量表	1 ～ 42 个月	诊断量表
Gesell 发育诊断量表	0 ～ 6 岁	诊断量表
格里菲斯量表	0 ～ 8 岁	诊断量表
儿童智力量表		
韦氏智力量表	≥ 2 岁 6 个月 ～ 17 岁 11 个月	诊断量表
斯坦福 – 比奈智力量表	2 ～ 18 岁	诊断量表
瑞文标准推理测验	≥ 5 岁 6 个月	诊断量表

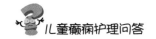

2. 智力障碍的分级

智力障碍的严重程度通常根据智商得分和个体的适应行为能力来分级。

（1）轻度智力障碍：评判标准如下。

智商得分：69～55。

社会和沟通技能：能够在适当的支持下学习社交和沟通技能，通常能够获得社会和职业技能，能够在监督较少的环境中生活。

学习能力：在学校环境中可能需要特殊教育服务，但可以学习基本的读写和算术技能。

成人期：很多能够独立生活，可能需要社会和经济上的支持。

（2）中度智力障碍：评判标准如下。

智商得分：54～40。

社会和沟通技能：在儿童期可以学习简单的沟通技巧和一些基本的生活技能，但需要持续地支持。

学习能力：学习进度明显缓慢，可能在特殊教育环境中学习到一些实用技能。

成人期：通常需要相当程度的监督和帮助，可能参与受保护的工作环境。

（3）重度智力障碍：评判标准如下。

智商得分：39～26。

社会和沟通技能：沟通能力受限，可能通过非言语方式交流，需要密切地监督和协助。

学习能力：可能学习一些基本的自我照顾技能和简单的沟通技巧。

成人期：需要持续的监护和支持，通常无法独立生活。

（4）极重度智力障碍：评判标准如下。

智商得分：低于 25。

社会和沟通技能：极度限制，需要全面的护理和支持。

学习能力：可能有极其有限的理解和沟通能力。

成人期：需要全天候的护理和监督。

3. 跨学科团队治疗

治疗共患智力障碍的癫痫患者需要采取个体化的治疗方案。一方面，需要有效控制癫痫发作，以减少对大脑功能的损害；另一方面，还需要考虑抗癫痫药物可能对认知功能产生的负面影响。此外，智力障碍患者的行为问题和沟通障碍也给药物治疗带来了额外的难度。因此，治疗方案的制订需要跨学科团队的合作，包括神经科医师、精神科医师、心理学家等多方面的专业人员。

4. 综合管理

综合管理共患智力障碍的癫痫患者，需要实施多学科团队合作的模式。除了针对癫痫发作的药物治疗，还应包括心理支持、教育干预、行为疗法、家庭教育等方面的内容。家庭和社会的支持对于改善患者的生活质量至关重要。此外，针对智力障碍患者的特殊需要，应提供个性化的康复计划，包括认知训练、生活技能训练等，以增强患者的社会功能。

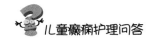

如何管理癫痫共患睡眠障碍？

癫痫共患睡眠障碍是一种常见的共患病情况，对患者的生活质量和健康造成严重影响。睡眠障碍与癫痫相互影响，不仅会加重癫痫发作和焦虑、抑郁症状，还可能影响患者的认知功能和生长发育。睡眠障碍的患病率在健康成年人和儿童中均较高，而癫痫患者的睡眠结构也受到影响，进一步加剧了疾病的严重性。

流行病学研究表明，健康成年人中睡眠障碍的患病率为10%～18%，而成年癫痫患者的患病率是其1.4～3.0倍。患癫痫儿童和健康儿童的睡眠障碍患病率分别为25%～40%和75%。此外，癫痫共患发为0.91%～1.51%。这些数据表明，睡眠障碍在癫痫患者中具有较高的共患率，需要引起临床重视。

睡眠障碍与癫痫之间相互影响。一方面，睡眠障碍可增加癫痫发作频率，加重癫痫症状及影响认知功能；另一方面，癫痫会影响睡眠结构，癫痫患者更易出现噩梦、睡眠片段化、失眠、觉醒后疲倦与异态睡眠等。此外，癫痫猝死患者既往经常出现癫痫相关的呼吸暂停和发作后呼吸抑制。癫痫患者的睡眠质量差与自杀观念产生有关。这些危害表明，癫痫共患睡眠障碍给患者的健康和生活质量带来了严重影响，需要及时进行评估和治疗。

癫痫对睡眠的影响主要表现为癫痫患者浅睡期延长，深睡期和快速眼动期时间缩短，夜间觉醒时间增加，总睡眠时间减少，睡眠效率降低，睡眠周期转换频率明显增加。这些影响因素受到癫痫的类型、发作起源部位、发作时间及抗癫痫药物作用等因素的影响。睡眠障碍对癫痫的影响也是双向的，给予失眠症合并癫痫的患者褪黑素治疗后癫痫发作减少，而给予共患阻塞性睡眠呼吸暂停综合征的癫痫患者持续正压通气则有助于控制癫痫。

癫痫共患睡眠障碍的干预与管理主要包括以下几个方面。

（1）药物治疗：选择抗癫痫药物时，应兼顾不加重睡眠障碍。对不同类型的睡眠障碍，如失眠应使用褪黑素、苯二氮䓬类药物；对阻塞性睡眠呼吸暂停综合征应考虑持续正压通气治疗；对发作性睡病应使用选择性 5- 羟色胺再摄取抑制剂或兴奋剂，但需评估增加癫痫的风险。

（2）睡眠卫生教育：建议定时就寝，规律作息，禁止睡前使用电子产品和摄入咖啡因，营造舒适睡眠环境。这有助于提升睡眠质量。

（3）认知行为疗法：针对患者及家长进行认知行为疗法干预，纠正错误思想，建立良好睡眠习惯，如限制白天睡眠。部分研究显示，认知行为疗法可明显改善儿童失眠。

（4）生物反馈疗法：对部分难治性失眠应用生物反馈仪进行干预，监测生理指标，辅助调节睡眠状态。

（5）物理治疗：对阻塞性睡眠呼吸暂停综合征应积极进行减重管理，严重者考虑手术治疗。

（6）环境调整：如房间温度适宜，光线和噪声控制好。这有助于促进深睡。

（7）精神支持：医生应关注患者及家属的精神状态，必要时可考虑心理干预或咨询。

（8）复查：定期复查睡眠状况，调整治疗方案。长期管理有

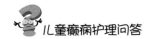

助于缓解共患症状，提高生活质量。

　　癫痫共患睡眠障碍需要全面治疗，药物治疗是核心，并结合睡眠卫生教育、认知行为干预及环境调整等，长期定期复查，全面提高患者的睡眠质量与生活质量。

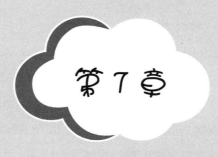

社会对癫痫的误解
及癫痫病耻感

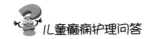

社会对癫痫常见的误解有哪些?

1. 癫痫是一种精神疾病

由于癫痫发作时患者常有抽搐或抖动,尤其是大发作时患者往往伴有倒地、意识丧失等情况,所以社会上部分人认为癫痫是一种精神类疾病。实际上,癫痫是一种脑部神经元突发放电引起短暂的大脑功能障碍的一种慢性疾病,和精神疾病没有直接关系。癫痫不同于精神疾病出现意识精神等问题,癫痫患者除了发病过程中会出现短暂的意识丧失,不会出现意识方面的问题,也不会出现自言自语,幻视、幻听、自杀等行为。

2. 癫痫患者智力低下

癫痫分为不同类型,不同类型的癫痫严重程度和表现均不一致,不是所有癫痫患者都有智力低下情况,除了个别预后不好的类型、严重脑损伤及共患病,大多数癫痫患者智力和正常人一样,这部分癫痫患者只要及时就医,遵医嘱服药,可以正常地进行社会交往、上学,不会对生活产生严重影响。

3. 癫痫是传染病

癫痫不是传染病,癫痫的致病因素通常可能是肿瘤、头部外伤、过度神经刺激、遗传等,儿童中癫痫的发病因素常以遗传或疾病为主。癫痫不会通过体液、血液等途径进行传播,因此与癫病患者进行日常生活接触不会有被感染的风险。但癫痫可能有家族遗传的风险，因此往往会看到一家几代人会同时患有癫痫的情况，针对这一现象，有癫痫家族史且有生育计划的患者可以去寻求专业的医疗团队做产前咨询。

4. 癫痫发作时需要咬木条或强行压制

癫痫发作时应该观察患者生命体征情况，保证患者安全，不要随意去按压肢体，防止肢体损伤，待患者抽搐自行缓解后就医。在一般认知中，通常在癫痫患者发作时需要在其口中塞入木条，其实这完全没有必要，塞木条只是为了防止癫痫发作时出现牙关紧闭，咬舌头等，而且也不是每种类型的癫痫发作都会出现肌力增高的现象。要识别癫痫患者发作的类型，在不会造成自身损伤的情况下，待患者抽搐自行缓解。癫痫发作时应该保持患者安全，避免患者受伤，同时呼救求助。

5. 癫痫无法治愈

癫痫发病病因多样，疾病机制复杂，以现在的研究来说，还没有比较好的手段可以根治癫痫，虽然目前还没有完全治愈癫痫的方法，但是通过药物治疗、手术治疗、生酮饮食等方法可以有效控制癫痫发作。如果发现自己或身边的亲友有癫痫发作的迹象，一定要及时就医，判断是哪种情况导致的癫痫发作。现阶段研究表明，通过合理的治疗手段可以有效减轻大部分癫痫的发作，合理治疗的患者可以在几十年以内不会出现发作，后期可以缓慢减少药量或停药，重新回归正常人的生活。

除了上述几点，社会上还存在对癫痫患者的社会歧视，教育歧视及就业歧视等，癫痫患者可能会被视为不同寻常或有缺陷的

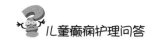

人，被排斥在社会之外，遭受歧视和孤立。癫痫患者可能面临学校和教育机构的歧视，被拒绝入学或受到不公平对待。癫痫患者可能在就业过程中遭受歧视，面临就业机会的限制和职业发展的困境。此外，部分患者可能会内化这种负面评价，自我贬低和自我限制，产生负面情绪和自卑感。产生这些现象的原因可能是对癫痫的误解和缺乏正确的知识，导致对癫痫患者的歧视和排斥。

社会对癫痫产生误解的原因有哪些？

社会对癫痫产生误解的原因有多种，包括以下几个方面。

知识缺乏：很多人对癫痫的了解不足，不清楚它是一种脑部疾病，会导致患者突然出现意识丧失、抽搐等症状。因此，当看到癫痫发作时，可能会产生恐慌或误解。

历史观念：在历史上，癫痫常被误认为是"鬼附身"或"精神疾病"的表现，这些古老的观念在一些文化中仍然根深蒂固，影响人们对癫痫的理解。

社会标签和歧视：癫痫患者可能会因为疾病而面临工作、学习和社交活动中的歧视和排斥，这种社会标签加剧了公众对癫痫的误解和恐惧。

媒体影响：媒体在报道癫痫时可能会使用夸张或不准确的信息，这可能会加剧公众对癫痫的误解和恐慌。

宗教和迷信：在某些文化和宗教背景下，癫痫可能被视为一种精神上的疾病，或与迷信有关，这些观念会影响人们对癫痫的认识和态度。

癫痫的不可预测性：因为癫痫发作往往是不可预测的，这种不确定性可能会导致人们对患者产生不必要的担忧和误解。

医疗资源不平等：在资源有限的地区，对癫痫的诊断和治疗可能不足，导致公众对这种疾病的认识和理解不够。

为了减少对癫痫的误解，需要通过教育和公共宣传来提高人们的认识，消除偏见，改善癫痫患者的生活质量和社会地位。

什么是癫痫病耻感？

病耻感最早来自对西方单词"stigma"的翻译，意思是污名化、耻辱化，在我国通常译为病耻感、羞耻感。1963 年此概念由社会学家 Goffman 首次提出，他将污名化定义为一种现象，即"一个人因为某种特定的属性而被社会抹黑或拒绝，这在某种程度上破坏了他们的正常身份"。病耻感在一定程度上可以概括为三个层次，分别为内化的病耻感、人际的病耻感和制度的病耻感。内化的病耻感主要取决于患者本身对自身疾病的认识和信念、病因、诱因、遗传和传染性等因素的影响；人际的病耻感主要是由家庭成员、同事、教师、医生等周围人的态度相关因素引起的；制度的病耻感主要受社会态度、医疗制度和政府有关制度的影响。

1. 癫痫病耻感具体表现

（1）社交障碍：由于癫痫发作时会出现抽搐等表现，会造成

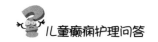

患者的自我形象紊乱，因此部分患者在知道自己确诊癫痫后会减少外出，甚至不外出，患者可能因为担心在公共场合发作而避免与他人进行社交活动，导致孤独感和自我孤立。

（2）自我否定：在部分患者患病以后可能会由于社会对癫痫的误解及自身对癫痫疾病认识的局限性从而认为自己是不正常、无能或有缺陷的，产生自卑感和自我怀疑。觉得自己是个没用的人，会给社会造成负担，从而产生深深的自我否定感。

（3）羞愧和尴尬：部分患者在知道自己患有癫痫后可能会出现逃避等情绪，患者可能因为癫痫发作时的行为或姿态引起他人的关注和笑话，从而感到羞愧和尴尬。觉得自己发病时的行为怪异，样子丑陋，因此会自尊心受伤。

（4）害怕揭露：当今社会人们对癫痫还存在种种误解，因此部分癫痫患者在确诊后不会选择向家人或身边的人袒露患病的事实，由于怕被他人知道自己患有癫痫，一些患者会隐藏自己的病情，不愿向他人透露或寻求支持和帮助。严重的甚至怕别人发现吃药，出现偷偷停药、漏药甚至拒不就医的情况，这些都严重影响了癫痫患者的治疗。

这些负面情绪和心理压力可能会对患者的生活质量和心理健康产生负面影响。因此，了解和理解癫痫病耻感，并提供支持和理解，对于帮助患者积极面对疾病和改善他们的心理健康非常重要。

2. 病耻感的影响因素

（1）疾病本身的因素：由于癫痫本身所具有的以发作性、重复性、短暂性和刻板性为主的临床特点，给患者的身体和心理状况都带来了巨大的不良影响。癫痫本身就会影响病耻感，包括发作的类型、发作频率、服药种类等，研究表明患者的病耻感随着发病次数的增加而增强，癫痫的发病次数越多，患者的病耻感越重。

（2）患者本身因素：除了疾病因素，患者本身因素也会对病耻感产生影响，包括发病的年龄、自身受教育程度及对疾病的了解程度等。研究表明，患者受教育程度越低，对疾病的了解程度越少，病耻感越强。

（3）社会对癫痫的误解：在部分人的认知中，癫痫被"妖魔化"，被认为是不干净的邪灵附体，甚至是可传染的。社会网络和公众所认知的癫痫发作大多是"口吐白沫""四肢抽搐"，给人以可怕的印象，这些都间接地强化了癫痫的病耻感，刻板的印象导致患者及公众都对癫痫的态度产生了负面影响，认为其具有不可控性、精神性、传染性和不可治愈性，癫痫患者也因此难以摆脱病耻感的困扰。

（4）家庭因素：癫痫不仅影响患者本身的健康，也给其家庭带来沉重的负担，长期的经济压力及治疗康复过程都给家庭带来了影响。研究表明，癫痫患者的家庭照顾负担高于正常水平，而家庭与社会支持水平越高，患者的病耻感水平越低，因此如果我们身边有癫痫患者要及时给予帮助，家庭和社会支持都可以帮助癫痫患者建立信心，减轻病耻感。

如何减轻癫痫病耻感？

减轻癫痫病耻感不仅需要癫痫患者自己努力克服心理障碍，

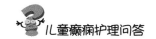

也需要全社会共同努力，为癫痫患者营造一个更加舒适及包容的环境。

（1）教育和理解：在确诊癫痫后患者和家人应该树立积极健康的心态，可以从多方面获取关于癫痫的疾病知识，包括病因、症状和治疗方法等。很多情况我们的恐惧就来自不了解，只有充分了解癫痫这一种疾病后才可以树立战胜它的信心。患者及其家人应该获取关于癫痫的正确知识和信息，了解疾病可以帮助他们更好地理解和管理癫痫，减少对疾病的恐惧和误解。

（2）寻求支持：寻求支持也是减轻病耻感的方法。癫痫患者在患病后可以通过不同渠道寻求支持，包括护理人员、医生、家庭、社工及病友等，可以从专业的医务人员处获得知识，也可以积极主动地参加各种病友康复群，通过同伴支持的方式增加自己战胜疾病的信心，参加癫痫支持小组或与其他癫痫患者交流可以让患者感受到他人的理解和支持。与同样经历的人分享经验和情感，可以减轻孤独感和不安情绪。也可以将以家庭为中心的健康教育应用于癫痫患者，通过提高患者及家长对疾病的自我管理能力，提供心理支持和个体化指导，最终有效地提高患者的自尊水平，减轻其病耻感。

（3）心理咨询：专业的心理咨询师也可以为癫痫患者提供帮助。心理咨询师或心理治疗师可以提供情绪支持和应对策略。通过与专业人士的交谈，患者可以学会处理自己的情绪，并获得积极的心理调整。研究发现心理健康状态良好的患者，能积极应对疾病，配合病情治疗，往往可以有效降低病耻感，提高其生活质量。在对癫痫患者的照护中，应给予其更多的心理护理，家庭照顾者应密切关注患者的心理情绪变化，培养癫痫患者积极的疾病应对态度，提高其心理支持水平及能力，增强其战胜疾病的信心与勇气，从而减轻病耻感。

（4）增强自尊：癫痫患者在确诊以后也需要树立积极的心态，需要意识到自己不仅是癫痫患者，也是有价值的个体，同样可以为社会做贡献。疾病不会影响他们人生价值的实现，他们可以在自己的工作岗位上发光发热。他们可以关注自己的兴趣爱好，培养自信心，树立积极的自我形象。

（5）公开信息：逃避不是解决问题的方法，在家人和朋友的支持下，患者接受患病事实后，患者可以选择适当的时机向其他人公开自己的癫痫病情。通过与身边的人交谈分享自己的病情，通过正面和坦诚地交流，可以减少他人对疾病的误解和偏见。

（6）健康生活方式：积极参与身体锻炼、保持良好的睡眠和饮食习惯，有助于改善患者的整体健康状况和情绪状态，减少对癫痫的焦虑感。

（7）医学方面的治疗：遵循医生的建议，进行恰当的药物治疗和定期检查。有效的治疗可以减少癫痫发作的频率和严重程度，提高患者的生活质量。目前国际社会对癫痫的治疗仍以传统的药物及饮食治疗为主，手术治疗为辅。研究指出，减轻癫痫患者病耻感最有效的干预措施可能是控制癫痫的反复发作。研究也发现，癫痫患者的病程越短，其病耻感水平越低。因此，帮助癫痫患者掌握疾病的相关知识、学会相应的急救措施，同时教会患者避免可能导致其病情反复发作的因素也显得尤为重要。

（8）社会环境：除了上述方面，社会也应该营造良好的氛

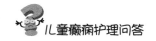

围。有关部门应出台相应的政策，呼吁社会关心爱护癫痫患者，消除歧视偏见，同时媒体也应加强宣传，为公众普及癫痫有关的疾病知识，增强广大群众对疾病的了解及认知，还可以举办多种多样的癫痫关爱活动，普及知识，增进对疾病的了解。在社会层面广泛开展教育活动，提高公众对癫痫的认知。支持公众、医务工作者和社会志愿组织等开展各类减轻病耻感的活动，是降低癫痫患者病耻感的最佳途径。与此同时，通过举办知识讲座、派发宣传手册及公益义诊等形式的持续教育活动也是不可或缺的，立法机构也应完善相关法律法规，保障癫痫患者的权益不受侵害，使其教育、工作、驾驶及婚姻等合法权益得到强有力的保障。

总之，减少癫痫病耻感需要综合的个体和社会支持。通过教育、心理咨询、支持小组及积极的生活方式和医学方面的治疗，可以帮助患者更好地应对癫痫，并减少对疾病的耻感和负面情绪。

癫痫患儿遭到同学或伙伴们的嘲笑和孤立，该怎么办？

处于学龄期的儿童在癫痫控制良好的时候，可以选择回校园上学，但是在校期间部分儿童因为罹患癫痫这一事实可能会遭到身边同学的嘲笑，同学们可能会模仿癫痫发作的样子来取笑患儿，这让癫痫患儿身心受到损害，严重的会产生抗拒治疗、退学、休学等情况。癫痫患儿面临同学或伙伴们的嘲笑和孤立是一种不幸的情况，但可以采取一些措施来应对这种情况。

（1）教育同学和伙伴：当癫痫患儿在学校发生被同学取笑这一情况时，患儿家长要及时识别这一情况的发生，通过与学校、老师和同学家长等进行沟通，提供关于癫痫的正确信息，帮助他们了解疾病的性质和患者的特殊需求。同时，学校老师也可以通过科普课堂的形式对同学进行癫痫的宣教，促进同学们对癫痫的理解，提升同学们对癫痫患儿的尊重。

（2）社交技巧培训：家长也可以帮助癫痫患儿学习社交技巧，包括自信表达、积极参与、与他人建立友好关系等。这样可以提高他们处理同龄人关系的能力，降低受到嘲笑和孤立的可能性。鼓励癫痫患儿培养自信心。参加兴趣爱好及体育活动，可以让他们感到更自豪和自信。鼓励癫痫患儿与同学或伙伴进行积极的沟通，帮助他们表达自己的感受，有时候，通过直接与他人交流，可以促进相互理解和友好地相处。

（3）参与支持系统：鼓励癫痫患儿参加与其他癫痫患者互动的支持小组，分享彼此的经验和情感，获得情绪上的支持和理解。帮助癫痫患儿寻找与他们共享类似经历的人群。这可以通过加入癫痫支持群体、参加社区活动或寻找相关在线社区来实现。与其他经历类似状况的人交流，可以带来互相理解和支持。患儿也可以通过聆听他人诊疗的经过提升自己的信心。

（4）培养兴趣爱好：家长也可以鼓励癫痫患儿参与各种活动，培养自己的兴趣爱好。患儿培养了自己的兴趣爱好就可以在一定程度上转移注意力，通过参与和疾病无关的活动，可以增加

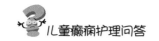

他们与其他人的接触和交流的机会，扩大了癫痫患儿的社交范围，减少孤立感。

（5）寻求学校支持：家长可以与学校的老师和辅导员等沟通，寻求他们对癫痫患儿的支持和保护。学校可以采取措施增强同学们的意识和理解，防止欺凌行为发生。如果情况无法好转，建议将问题反映给学校或教育机构。他们可能能够提供更多的支持和指导，以确保癫痫患儿在校园环境中受到尊重和照顾。建议癫痫患儿向家人、朋友或老师寻求支持。他们可以提供情感上的支持和安慰，并可能帮助处理与同学的困难关系。

（6）家庭支持：家庭是癫痫患儿最重要的支持系统，给予他们充分的爱、关心和理解。家人可以鼓励和支持他们，提供情感上的安慰和支持。

（7）如果以上措施无法缓解被嘲笑和孤立的情况，建议寻求专业心理咨询师或心理治疗师的帮助，他们可以提供更具体的建议和支持，帮助癫痫患儿应对困难。最重要的是让癫痫患儿感受到他们不是孤独的，他们是被支持和理解的。

患儿家长该如何与学校老师进行交流？

癫痫是一种慢性疾病，对患儿的生活和学习都会有一定的影响。因此，家长需要与学校老师进行有效的交流，以确保孩子在学校得到适当的支持和关注。

在学期开始之前或之初，家长可以主动约见相关老师，包括班主任、教务主任或特殊教育协调员等。这样，可以向他们介绍孩子的病情，讨论潜在的支持和适应措施，并确保老师了解孩子的需求和特殊情况。

（1）找到合适的时间和地点：与老师进行交流时，最好选择一个合适的时间和地点，以便能够充分地交流和倾听。

（2）了解学校政策：在与老师交流之前，家长需要了解学校对癫痫患儿的支持政策，以便能够更有针对性地提出问题和建议。

（3）提供详细的信息：家长应该向老师提供关于孩子癫痫的详细信息，包括病史、治疗情况、药物剂量、详细的医疗报告、诊断证明和治疗计划等文件。这些文件可以帮助老师了解疾病的性质、可能的影响和应对策略，以便老师能够更好地了解孩子的情况。

（4）讨论孩子的需求：家长应该与老师讨论孩子在学习和生活中可能出现的问题，并提出相应的建议和要求，以便老师能够给予适当的支持和帮助。

（5）与老师合作制订个性化的教育计划：家长和老师可以一起制订一个个性化的教育计划，包括课程安排、考试安排、特殊支持等，以确保孩子在学校能够得到适当的关注和帮助。家长可以与老师分享孩子在日常生活中可能遇到的特殊情况和需要注意的事项。例如，癫痫发作的可能性、预兆、触发因素及应对方法等。这样可以帮助老师更好地了解和支持孩子。

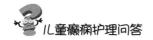

（6）讨论适应措施：与老师一起讨论可能的适应措施，以帮助孩子在学校中获得更好的支持。这可能包括灵活的学习安排、延长考试时间、提供辅助设备（如座椅、手写板等）、提供紧急救助计划和培训等。

（7）提供紧急情况信息：家长应该向学校提供紧急联系人和医疗服务提供者的联系方式，以应对突发情况。确保学校了解如何处理癫痫发作、谁负责监督和提供急救等。

（8）定期沟通：与老师保持定期的沟通，了解孩子在学校的表现和进展。家长可以通过面谈、电子邮件或学校的家长会议等方式进行交流。及时汇报孩子的变化和需求，以及跟进适应措施的效果。

（9）寻求专业支持：如果家长觉得需要额外的支持或有特殊的教育需求，可以寻求学校的特殊教育部门或咨询专家的帮助。他们可以提供更具体的建议和支持。

总之，家长与学校老师的交流应该是一种合作和沟通的过程，双方需要共同努力，以确保癫痫患儿在学校得到适当的支持和关注。

孩子患了癫痫，家长是否应该告诉老师实情？

当孩子患有癫痫时，为了保证患儿在校期间有突发状况时的紧急抢救，以及患儿生活学习的不同情况，家长应该考虑告知孩子所在的学校和老师实情，帮助老师更好地了解患儿疾病情况，出现问题时及时采取补救措施。以下是及时告知老师的几点原因。

（1）安全考虑：告知老师孩子患有癫痫是为了确保在发作时能够得到及时的帮助和照顾。老师可以在了解孩子的病情后，采取相应的安全措施，如在发作时提供适当的支持和急救，确保孩子的安全，防止患儿在校出现突然发作，老师和学校未能及时识别，延误抢救时间。

（2）课堂管理：告知老师孩子患有癫痫可以帮助老师更好地了解孩子的特殊情况，制订适合孩子的课堂管理策略。老师可以根据孩子的病情合理安排课程，避免过度紧张或过度疲劳，以降低发作的可能性。部分患儿有剧烈运动后容易诱发癫痫的情况，老师针对这一现象可以有选择性地让患儿减少或禁止体育活动，尽最大可能地保护患儿。

（3）理解和支持：告知老师孩子患有癫痫可以促进老师对孩子的理解和支持。老师可以更加关注孩子的心理和情绪状态，提供额外的支持和鼓励，帮助孩子更好地适应学校生活。

（4）社交环境：告知老师孩子患有癫痫可以帮助创造一个更加包容和友善的社交环境。老师可以引导其他学生对癫痫患者进行正确的理解和支持，减少歧视和孤立现象，帮助孩子更好地融入学校集体。

（5）隐私权考虑：在告知老师时，家长应当考虑孩子的隐私权，只向有关的老师和学校管理人员透露孩子的病情，避免对孩

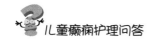

子造成不必要的尴尬和困扰。

总之，告知孩子所在学校和老师孩子患有癫痫是为了确保孩子在学校的安全，并获得理解和支持，同时需要考虑孩子的隐私权和个人感受。

癫痫患者是否应该把病情告诉伙伴们？

癫痫是一种常见的神经系统疾病，患者在发作时会出现意识丧失、肢体抽搐、口吐白沫等症状，给患者的生活和学习带来很大的困扰。对癫痫患者来说，是否应该把病情告诉伙伴们是一个很重要的问题，是一个需要谨慎考虑的问题。

（1）安全考虑：在某些情况下，告知伙伴孩子患有癫痫可能是为了确保在发作时能够得到及时的帮助和照顾。特别是在学校或其他集体活动中，孩子的伙伴们可以在了解孩子的病情后，帮助孩子避免受伤，或者在发作时及时寻求帮助。癫痫患者在学校和社交场合中，常常会产生自卑、焦虑、孤独等负面情绪。这些情绪的产生，一方面是因为患者对自己的病情缺乏了解，另一方面则是因为患者担心自己的病情会影响到他人。如果患者能够勇敢地向伙伴们坦白自己的病情，说明自己的病情不会传染，也不会对他人产生危害，这样可以减轻患者的心理负担，让患者更加自信、开朗。

（2）社交环境：告知伙伴孩子患有癫痫可以帮助创造一个更加包容和友善的社交环境。通过向伙伴们讲解癫痫病情，可以帮助他们更好地理解和支持孩子，减少歧视和孤立现象，让孩子更好地融入集体。

（3）心理支持：孩子在面对癫痫病情时可能会感到焦虑、害怕或者自卑，通过与伙伴分享病情，可能会得到更多的理解和支持，减轻心理负担，增强自尊心和自信心。

（4）隐私权考虑：在告知伙伴时，孩子和家长应当考虑孩子的隐私权和个人感受。孩子可以自主选择是否告知伙伴，如果孩子选择不告知，家长也应该尊重孩子的决定。

（5）告诉伙伴可以获得支持和理解：癫痫患者在学校和社交场合中，可能会因为发作而受到同学和朋友的误解和排斥。如果患者能够向伙伴们坦白自己的病情，说明自己的病情是可以控制的，也需要伙伴们的理解和支持，这样可以获得伙伴们的关心和帮助，让患者感到不再孤单。

（6）告诉伙伴可以增强安全意识：癫痫患者在学校和社交场合中，可能会因为发作而受到意外伤害。如果患者能够向伙伴们坦白自己的病情，说明自己在发作时需要及时地帮助和照顾，这样可以增强伙伴们的安全意识，让伙伴们在患者发作时能够及时提供帮助，避免意外事故的发生。

（7）告诉伙伴需要考虑时间和方式：癫痫患者向伙伴们坦白自己的病情，需要考虑时间和方式。最好选择在休息时间、课间或者聚会时，找一个安静的地方，向伙伴们坦白自己的病情，让伙伴们能够听取自己的解释和说明。同时，患者还需要向伙伴们

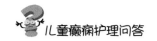

介绍癫痫的相关知识，让伙伴们了解自己的病情，同时能够避免因为误解而产生的隔阂和矛盾。

（8）告诉伙伴需要得到家长和医生的支持：癫痫患者向伙伴们坦白自己的病情，还需要得到家长和医生的支持。家长可以向学校和班主任说明患者的病情，让学校和班级能够提供必要的帮助和照顾。医生可以向患者和家长提供必要的指导和建议，帮助患者更好地控制病情，避免病情对学习和生活产生不良影响。

综上所述，癫痫患者是否应该把病情告诉伙伴们，需要根据患者的具体情况来决定。如果患者能够勇敢地向伙伴们坦白自己的病情，可以减轻心理负担，获得支持和理解，增强安全意识。但是，患者需要考虑时间和方式，同时需要得到家长和医生的支持。总之，是否告知伙伴孩子患有癫痫需要充分考虑孩子的个人情况和家庭意愿。如果孩子告知伙伴，可以帮助孩子获得更多的理解和支持，但同时需要注意保护孩子的隐私权和个人感受。

癫痫儿童有无必要进行心理咨询？

对于癫痫儿童，进行心理方面的咨询是非常必要的。癫痫不仅仅是一种身体疾病，还会对患者的心理健康和社交生活产生影响。

（1）应对焦虑和抑郁：癫痫患者可能面临焦虑、抑郁等心理问题，特别是在发作频繁或受到歧视和排斥的情况下。心理咨询可以帮助儿童应对这些负面情绪，学会有效的情绪管理和缓解技巧，提高心理韧性。

（2）增强自尊和自信：癫痫可能会对儿童的自尊心和自信心造成负面影响，特别是在学校和社交场合。心理咨询可以帮助儿童建立积极的自我认知，增强自尊和自信，减少疾病带来的心理负担。

（3）应对社交问题：癫痫可能会导致儿童在社交方面遇到困难，如遭受歧视、排斥或孤立。心理咨询可以帮助儿童学会应对社交问题的技巧，提高人际交往能力，建立健康的社交关系。

（4）帮助家庭成员：癫痫儿童的家庭也需要心理支持，特别是在面对疾病治疗和护理的压力时。心理咨询可以帮助家庭成员理解和应对癫痫儿童的心理问题，以便提供更好的支持和照顾。

（5）改善治疗效果：心理健康与身体健康密切相关，心理咨询可以帮助儿童更好地配合医生的治疗方案，改善治疗的效果和生活质量。

综上所述，对于癫痫儿童，进行心理方面的咨询是非常必要的，可以帮助儿童应对心理问题，增强自尊自信，改善社交能力，并且对家庭提供支持，改善治疗效果。

获取心理咨询的途径有哪些？

现代社会获取心理咨询的途径也是多样化的，以下为几条获取心理支持的途径。

（1）专业心理咨询机构：专业心理咨询机构是最常见的心理

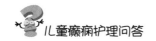

咨询渠道之一。这些机构通常由专业的心理咨询师组成，提供面对面的心理咨询服务。在这里，患者可以和心理咨询师进行一对一的交流，让他们帮助患者解决心理问题，提升心理健康水平。专业心理咨询机构通常会提供多种咨询方式，如个人咨询、家庭咨询、婚姻咨询等，以满足不同人群的需求。

（2）在线心理咨询平台：随着互联网的发展，越来越多的人开始通过在线心理咨询平台获取心理咨询服务。这些平台通常由专业的心理咨询师和技术人员组成，提供在线咨询、电话咨询、视频咨询等多种咨询方式。通过在线心理咨询平台，可以随时随地与心理咨询师进行交流，无须前往咨询机构，非常方便。

（3）社区心理咨询服务：社区心理咨询服务是一种比较新兴的心理咨询渠道。这种服务通常由社区服务中心或社区卫生服务中心提供，旨在为社区居民提供心理健康服务。社区心理咨询服务通常提供面对面的咨询服务，可以帮助人们解决家庭、婚姻、职业等方面的问题。这种服务还可以帮助人们建立社会支持网络，增强社交能力，提高生活质量。

（4）电话心理咨询热线：电话心理咨询热线是一种简单、快捷的心理咨询渠道。通过拨打电话，可以随时与心理咨询师进行交流，咨询师会提供专业的心理咨询服务。这种服务通常由心理咨询机构、社区服务中心等提供，可以帮助人们在紧急情况下快速获取心理咨询服务。

（5）自助心理咨询资源：自助心理咨询资源是一种非常方便的心理咨询渠道。这种资源通常包括书籍、网站、手机应用等，可以帮助人们了解心理健康知识，学习心理调适技巧，自行解决心理问题。自助心理咨询资源具有低成本、随时随地可用等优点，适合那些不想去咨询机构或者无法前往咨询机构的人群。

总之，以上是常见的心理咨询渠道，每种渠道都有其特点和优缺点，需要根据自己的需求和情况选择合适的咨询方式。无论选择哪种方式，都应该选择正规、专业的心理咨询机构或者服务平台，以确保获取有效的心理咨询帮助。

怎样安排患儿进行心理咨询？

安排癫痫患儿进行心理咨询需要综合考虑患儿的年龄、病情严重程度、心理问题的性质等因素。

（1）评估和诊断：首先需要由专业的心理咨询师或临床心理学家进行评估和诊断，了解患儿的具体情况，包括癫痫病情、心理问题和需求等。评估可以通过面对面的访谈、心理测试、观察等方式进行。

（2）确定咨询目标：在评估的基础上，确定患儿进行心理咨询的具体目标和重点，如情绪管理、社交技能提升、治疗依从性等。

（3）选择合适的心理咨询形式：根据患儿的年龄、个性特点和心理问题的性质，选择合适的心理咨询形式，可以是个体咨询、家庭咨询、认知行为疗法、游戏疗法等。

（4）与医生协作：心理咨询需要与医生进行密切的协作，了解患儿的病情和治疗方案，确保心理咨询的内容和方式不会与医

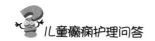

学方面的治疗相冲突，甚至可以相互促进。

（5）家长参与：对于年龄较小的癫痫患儿，家长的参与和支持非常重要。他们可以在心理咨询中扮演重要角色，协助孩子理解和应对心理问题，改善治疗效果。在安排患儿进行心理咨询时，家长的配合非常重要。家长需要积极支持患儿进行心理咨询，帮助患儿克服心理障碍，鼓励患儿表达自己的情感和想法。家长还需要与咨询师保持密切的联系，及时了解患儿的咨询情况，共同关心患儿的心理健康。

（6）选择合适的心理咨询机构：首先，需要选择一家专业的心理咨询机构，确保该机构有资质和专业的心理咨询师。可以通过医院推荐或者亲友介绍，也可以通过互联网搜索和咨询找到合适的心理咨询机构。在选择机构时，要考虑距离、费用、咨询师的专业背景和经验等因素。

（7）咨询师评估：在选择心理咨询机构后，需要与机构的咨询师进行初步接触，了解患儿的具体情况和需求。咨询师会对患儿进行评估，了解患儿的病情、家庭环境、学习生活等情况，以便为患儿制订个性化的心理咨询方案。

（8）制订心理咨询计划：根据患儿的评估结果，咨询师会制订一份个性化的心理咨询计划。这个计划包括咨询的频率、时间、内容等方面的安排。咨询师会根据患儿的实际情况，制订合适的咨询方式和方法，确保咨询的效果。

（9）咨询过程：在心理咨询过程中，咨询师会采用一系列的心理咨询方法，包括谈话、游戏、绘画、心理测试等，帮助患儿理解自己的情绪和病情，调整情绪，增强自信。同时，咨询师还会教给患儿一些应对心理问题的方法和技巧，帮助患儿更好地应对生活中的挑战。

（10）持续跟进：心理咨询并不是一次性的事情，而是需要持续跟进和关注的。在咨询过程中，咨询师会定期对患儿进行跟进，了解患儿的情况和进展，及时调整咨询计划。同时，家长也需要与咨询师保持密切的联系，共同关注患儿的心理健康。

（11）评估效果：在进行一段时间的心理咨询后，需要对咨询效果进行评估。咨询师会与患儿和家长一起进行评估，了解咨询的效果和患儿的改变。如果需要，可以继续进行心理咨询，直到患儿的心理问题得到有效的缓解和改善。

总之，安排癫痫患儿进行心理咨询需要选择合适的机构和咨询师，制订个性化的咨询计划，家长需要积极配合，咨询过程中需要持续跟进和评估效果，以确保患儿得到有效的心理支持和帮助。

医护人员应采取什么样的方式来消除社会对癫痫的偏见？

医护人员在消除社会对癫痫的偏见方面可以采取多种方式，包括教育宣传、提供支持和帮助、促进公众理解和接纳等。以下是一些医护人员可以采取的方式。

（1）提供准确的信息：医护人员可以通过各种途径，如健康教育课程、社区讲座、媒体宣传等，向公众提供准确的关于癫痫

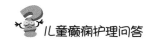

的信息，包括病因、症状、治疗方法等，帮助公众了解癫痫是一种可以控制的疾病，而不是令人恐惧或歧视的对象。

（2）增加公众接触机会：医护人员可以组织活动或者社区项目，让癫痫患者有机会和公众接触，增进了解和理解。例如，可以组织癫痫患者康复故事分享会，或者邀请患者参与社区义工活动，让公众从亲身经历中了解癫痫患者的生活和挑战。

（3）提供心理支持和辅导：医护人员可以为癫痫患者提供更多的支持和关怀，包括情感上的支持、心理健康的关注、生活上的帮助等，比如，开展心理咨询、心理疏导、心理支持小组等活动，帮助癫痫患者应对心理问题，减轻心理压力，提升心理健康水平。

（4）参与社会倡导活动：医护人员可以积极参与癫痫患者权益保护和社会倡导活动，促进社会对癫痫患者的理解和接纳；可以帮助公众理解癫痫患者的特殊需求和困难，促进社会对癫痫患者的包容和支持，减少社会对癫痫的偏见，比如倡导社会各界（包括政府、企业、学校、社区）合作等，共同为癫痫患者提供更好的支持和帮助。

（5）建立多学科合作团队：医护人员可以与心理咨询师、社会工作者、康复治疗师等多学科专业人员合作，为癫痫患者提供全面的支持和帮助，从身体、心理、社会等多个方面帮助患者融入社会。

综上所述，医护人员可以通过提供准确信息、增加公众接触机会、提供心理支持和辅导、参与社会倡导活动等方式，来减少社会对癫痫的偏见，促进公众对癫痫患者的理解和接纳。

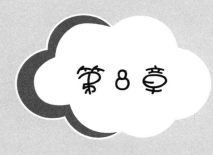

第 8 章

生酮饮食疗法的
护理

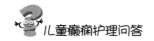

什么是生酮饮食疗法？

生酮饮食是一种高脂肪、低碳水化合物、合理蛋白质和其他营养素的配方饮食。生酮饮食疗法是一种特殊的饮食方式，旨在通过调整饮食中的三大营养素即脂肪、碳水化合物和蛋白质的比例，来帮助治疗某些疾病或达到减肥的目的。这种饮食疗法利用了人体内的脂肪代谢过程，加速脂肪转化为酮体，这些酮体随着尿液排出体外，从而达到治疗的效果。在生酮饮食疗法中，人们会选择含高脂肪、低碳水化合物和适量蛋白质的食物，这样可以促进脂肪代谢为酮体。当碳水化合物摄入不足时，脂肪会开始进行糖异生作用，将甘油转化为糖，这个过程中会产生酮体，常见的酮体有乙酰乙酸、β-羟丁酸和丙酮。这些酮体随着尿液排出体外，从而达到治疗疾病或减重的目的。生酮饮食疗法被认为可以治疗多种疾病，如儿童难治性癫痫、葡萄糖转运体1缺陷综合征、丙酮酸脱氢酶缺乏症等。这种饮食方式不仅可以提供人体所需的营养，还可以通过控制碳水化合物的摄入量来控制血糖水平，对糖尿病患者来说也是一种有效的治疗方法。但是需要注意的是，生酮饮食疗法需要在医生的指导下进行，不能随意使用。在选择食材时，除了生酮饮食的标准食品，其他的食品应该以天然食材为主，避免食用加工食品和糖分含量过高的食品。同时，需要保持饮食的均衡和多样化，避免营养不良的情况发生。对以减肥为目的的人来说，建议通过均衡饮食和规律运动来保持身材，而不是仅仅依靠生酮饮食疗法。

为什么癫痫儿童要采用生酮饮食疗法？

　　生酮饮食疗法是一种神奇的饮食疗法，专为治疗那些难以控制的癫痫而设计。它通过模拟人体饥饿状态，动员脂肪代谢，产生酮体，这些酮体能够降低神经元的兴奋性，从而控制癫痫发作。生酮饮食通过精心搭配的各种营养素，确保孩子在控制癫痫的同时，也能获得足够的营养。这种饮食疗法使用得好既不会对身体造成任何伤害，也不会加重精神负担，是一种非常安全、有效的治疗方法。在开始生酮饮食治疗之前，需要在专业医生的指导下进行全面的评估和指导。医生会根据孩子的具体情况制订个性化的饮食计划，并指导家长如何正确地给孩子喂食。同时，家长也需要严格遵守饮食计划，保证孩子获得足够的营养。生酮饮食是一种非常有吸引力的治疗方法，因为它不仅能够有效控制癫痫发作，还能让孩子像其他孩子一样健康快乐地成长。

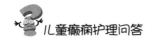

生酮饮食的适应证有哪些？

生酮饮食是一种特殊的饮食结构，主要适用于以下情况。

（1）儿童难治性癫痫：生酮饮食可以作为儿童难治性癫痫的辅助治疗方法，摄入体内的脂肪会产生酮体，取代葡萄糖供能。酮体代谢会降低脑部神经的兴奋性，从而抑制癫痫发作。

（2）单纯性肥胖：生酮饮食是目前减重的方法之一，其碳水化合物含量较低，当人体摄入糖类减少时，可一定程度地促进身体消耗自身脂肪去产生能量，从而达到减肥的目的。

（3）葡萄糖转运体 1 缺陷综合征：葡萄糖转运体 1 缺陷综合征是一种染色体显性遗传疾病，通常患者会由葡萄糖转运体缺乏导致机体无法吸收葡萄糖产生能量，机体能量不足会出现食欲缺乏、头发稀少、贫血等症状。生酮饮食主要靠脂肪代谢产生的酮体给全身供能，可在一定程度上为患者提供能量，促进机体新陈代谢。

（4）丙酮酸脱氢酶缺乏症：丙酮酸脱氢酶缺乏症是一种线粒体能量代谢异常的遗传性疾病，通常是由基因突变引起丙酮酸脱氢酶活性降低而发生的一种疾病。生酮饮食可以作为辅助治疗方法，帮助患者获取所需的能量。

（5）帕金森病：生酮饮食中的高脂肪、低碳水化合物和低蛋白质的摄入，有助于减少帕金森病患者的症状，改善身体状况。研究表明，生酮饮食可以减少帕金森病患者的运动障碍，提高生活质量。

（6）肌张力障碍：生酮饮食可以改善肌张力障碍患者的症状，包括肌肉僵硬、震颤和疼痛等。研究表明，生酮饮食中的高脂肪和低碳水化合物摄入可以降低肌张力障碍患者的肌肉紧张和疼痛感。

（7）阿尔茨海默病：生酮饮食中的高脂肪和低碳水化合物摄入可以改善阿尔茨海默病患者的认知功能和记忆能力。研究表明，生酮饮食可以减少阿尔茨海默病患者的神经元损伤，提高脑部神经元的再生能力。

然而，生酮饮食也存在一些潜在的风险和不良反应，如可能导致脱水、电解质失衡、肾脏损伤、骨质疏松等。因此，在采用生酮饮食疗法之前，患者应该咨询医生或营养师，制订个性化的饮食计划，以确保安全和有效。同时，患者应该定期接受医生的评估和治疗，以确保身体状况的稳定和改善。

生酮饮食的禁忌证有哪些？

生酮饮食虽然能够帮助一些人控制体重和改善健康状况，但并不是所有人都适合这种饮食方式。以下是一些生酮饮食的禁忌证，需要特别注意的是绝对禁忌证。

（1）肉毒碱缺乏症（主要为原发性）、肉毒碱棕榈酰基转移酶Ⅰ和Ⅱ缺乏症、肉毒碱转位酶缺乏症、β-氧化障碍、中链酰基辅酶A脱氢酶缺乏症、长链酰基辅酶A脱氢酶缺乏症、短链酰基辅酶A脱氢酶缺乏症、长链3-羟基脂酰辅酶缺乏症、中链

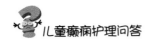

3- 羟基脂酰辅酶缺乏症、丙酮酸羧化酶缺乏症。

（2）孕期和哺乳期：生酮饮食可能会对胎儿或婴儿的健康产生不良影响，因此在这两个阶段不建议采用这种饮食方式。

（3）精神障碍和行为问题史：生酮饮食可能会加剧某些精神障碍的症状或者导致行为异常。因此，有精神障碍或行为问题史的人应该谨慎采用这种饮食方式。

（4）肝或肾衰竭：生酮饮食可能会对肝或肾功能产生负面影响，因此肝或肾衰竭的人应该避免采用这种饮食方式。

（5）卟啉症：这是一种罕见疾病，患者体内无法正常合成血红素，而生酮饮食可能会加剧该病症的症状。因此，患有卟啉症的人应该避免采用这种饮食方式。

（6）不稳定型心绞痛或急性心肌梗死：生酮饮食可能会对心血管系统产生负面影响，因此患有这些疾病的人应该避免采用这种饮食方式。

总之，在采用生酮饮食之前，建议咨询专业的医生或营养师，以确保该饮食计划适合特定需求和健康状况。

生酮饮食疗法启动前需要做哪些检查？

生酮饮食疗法启动前需要做以下检查。

（1）血、尿常规检查：了解患者的身体状况，排除其他疾病。

（2）血生化检查：包括肝功能、肾功能、血糖、血脂等指标，以评估患者的营养状况和身体代谢能力。

（3）代谢检查：了解患者体内脂肪代谢情况，评估是否适合进行生酮饮食疗法。

（4）其他检查：如腹部 B 超、心电图、骨密度测量等，以排除其他疾病。

在启动生酮饮食疗法前，医生需要充分了解患者的身体状况和营养需求，根据患者的具体情况制订个性化的饮食计划。同时，还需要对患者进行详细的健康教育，让患者了解生酮饮食疗法的原理、方法和注意事项，以便患者能够更好地配合治疗。

生酮饮食期间还需要继续吃药吗？

在生酮饮食的"旅程"中，可能会疑惑是否需要继续服药。答案是"是的"，需要继续服用抗癫痫药物。但是，需要咨询医生，确保生酮饮食计划与药物治疗不冲突，尤其是有些含糖的药物，要考虑该药物的服用是否必要。因为生酮饮食是一种严格的饮食控制方法，需要医生根据患者的具体情况进行指导和调整。在开始生酮饮食治疗之前，最好先咨询医生，了解这种饮食方式是否适合，以及在饮食过程中应该注意哪些问题。同时，也要遵循医生的建议进行治疗和用药。生酮饮食并不是万能的，它需要与药物治疗相结合，以获得最佳的治疗效果。所以，在生酮饮食

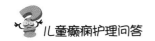

期间，不要擅自停药，也不要随便加用药物治疗，而是要咨询专科医生，以确保健康和安全。

生酮饮食期间如何做好体重管理？

生酮饮食对体重管理具有独特的效果，以下是做好生酮饮食体重管理的几个关键步骤。

（1）制订饮食计划：在开始生酮饮食治疗前，最好制订一个详细的饮食计划，包括每天的食物种类、分量和营养比例。可以根据个人喜好和需求进行调整，以确保每天摄入足够的热量和营养素。

（2）控制碳水化合物摄入量：生酮饮食要求碳水化合物的摄入量非常低，因此需要控制主食、水果、蔬菜等食物的摄入量。同时，可以选择富含优质脂肪的食物，如肉类、鱼类、蛋类、奶酪等。

（3）增加蛋白质摄入量：在生酮饮食中，蛋白质的摄入量需要适当增加，以提供足够的氨基酸来合成人体所需的蛋白质。建议选择瘦肉、鱼类、豆类等优质蛋白质来源。

（4）控制餐后零食的摄入量：生酮饮食疗法要求餐后尽量少吃或不吃零食，以免摄入过多的碳水化合物。如果实在需要吃零食，可以选择坚果、水果等低糖食物。

（5）坚持适量运动：生酮饮食并不意味着可以完全不运动。适量的运动可以帮助身体消耗多余的热量，同时增加肌肉量，提高新陈代谢。建议每周进行至少 150 分钟的中等强度有氧运动。

（6）定期监测体重：在生酮饮食过程中，建议定期监测体重，建议 2 岁以下的患儿每周测量体重，2 岁以上的患儿每月监测体重，以便及时调整饮食计划和运动量。可以使用固定的体重秤、婴儿秤等工具来监测体重变化。体重秤的精度要求：1 ～ 10 g，体重越小精度要求越高。体重管理的意义在于评估营养、体格发育，提示病情。

总之，通过以上几个步骤，可以有助于更好地进行生酮饮食体重管理。需要注意的是，在进行生酮饮食前，最好先咨询医生或营养师的建议，以确保个人的健康和安全。

生酮饮食疗法热量如何计算？

在实行生酮饮食的过程中，首先要根据患儿的年龄、体重来计算患儿每日所需要的热量、蛋白质的量，详细需求量可参考表 8–1 和表 8–2。生酮饮食法的饮食结构为高脂肪、中等蛋白质和低碳水化合物摄入。通常进行生酮饮食时，每天摄入总热量的 75% 来自脂肪、20% 来自蛋白质、5% 来自碳水化合物。在学习热量计算的同时要掌握如何查看食品标签，目前绝大部分的食品标签上都提供每 100 g 该食品的热量是多少，食品中脂肪、碳水化合物、蛋白质的含量是多少，我们可以通过食品标签来计算患儿应该吃多少。

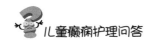

表 8-1　10 岁及以下儿童每日热量、蛋白质供给量

年龄	热量 / 千克体重（kcal/kg）	蛋白质 / 千克体重（g/kg）
0 ~ 5 个月	108	2.2
6 ~ 12 个月	98	1.6
1 ~ 3 岁	102	1.2
4 ~ 6 岁	90	1.1
7 ~ 10 岁	70	1.0

表 8-2　11 ~ 24 岁青少年每日热量、蛋白质供给量

年龄	热量 / 千克体重（kcal/kg）		蛋白质 / 千克体重（g/kg）	
	男性	女性	男性	女性
11 ~ 14 岁	55	47	1.0	1.0
15 ~ 18 岁	45	40	0.9	0.8
19 ~ 24 岁	40	38	0.8	0.8

生酮饮食疗法该如何做好精细调节？

　　生酮饮食疗法是一种精细的饮食调节过程，旨在通过控制碳水化合物、脂肪和蛋白质的摄入，使身体进入营养性酮症的状态。以下是一些建议，有助于做好生酮饮食疗法的精细调节。

　　（1）遵循医生和营养师的指导：在开始生酮饮食治疗之前，应该咨询专业的医生和营养师，了解适合的饮食计划和营养需求。他们可以根据具体情况对计划进行精细调节，确保患者获得足够的营养，并帮助其找到合适的酮值。

　　（2）控制碳水化合物的摄入：在生酮饮食中，需要尽量减少碳水化合物的摄入，以脂肪和蛋白质为主要能量来源。然而，完全禁食碳水化合物可能会导致身体缺乏能量，引发疲劳和头痛等症状。因此，需要适当控制碳水化合物的摄入量，并逐渐适应这种饮食方式。

（3）增加脂肪的摄入：在生酮饮食中，脂肪是主要的能量来源之一。需要摄入足够的脂肪，以满足身体的能量需求。同时，脂肪还有助于抑制饥饿感并提升饱腹感，有助于维持血糖稳定。

（4）适量摄入蛋白质：蛋白质是身体细胞和组织的基本构成元素，也是生酮饮食中的重要组成部分。同时，蛋白质还有助于维持肌肉量和身体代谢水平。需要适量摄入蛋白质，以满足身体的需要。

（5）监测身体指标：在生酮饮食期间，需要密切监测身体指标，包括血糖值、血酮值、尿酮值等。这些指标可以帮助了解身体对生酮饮食的适应情况，以及是否需要调整饮食计划。

（6）做好饮食记录：为了找到合适的酮值，需要不断尝试不同食物的调配比例。因此，需要做好饮食记录，包括食谱、进食量、口味偏好等。这有助于患者了解自己的饮食偏好和身体反应，从而更好地调整饮食计划。

（7）适应期（过渡期）：在开始生酮饮食治疗之前，需要了解适应期和过渡期的概念。适应期是指开始采用生酮饮食后，身体逐渐适应新的能量代谢状态所经历的过渡阶段。在这期间，由于身体能量代谢还没转换过来，可能会出现一些不适感，如头痛、疲劳感增加、食欲减退、失眠、抽筋等。因此，在适应期（过渡期），需要有耐心和恒心，逐步调整饮食计划并适应新的

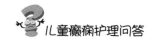

饮食习惯。

总之，生酮饮食疗法是一种精细的饮食调节过程，需要在医生的指导下逐步调整饮食习惯和饮食计划。通过控制碳水化合物、脂肪和蛋白质的摄入，以及监测身体指标和做好饮食记录等方法，可以更好地适应生酮饮食疗法，避免各种不良反应的发生，获得更好的健康效果。

什么是合格的生酮饮食？

合格的生酮饮食通常遵循以下宏观营养素分配比例：如脂肪占总热量的 70% ~ 80%；蛋白质占总热量的 15% ~ 20%；碳水化合物占总热量的 5% ~ 10%。为了达到并维持酮症状态，个人需要限制其每日碳水化合物的摄入量，具体的碳水化合物限制量可能因人而异，取决于个人的代谢率、活动水平、血糖值和其他因素等。

合格的生酮饮食包括：高脂肪的肉类，如牛排、猪肉、培根、鸡肉和火鸡；高脂肪的海鲜，如鲑鱼、鳟鱼和金枪鱼；全脂乳制品，如黄油、高脂奶酪、酸奶和奶油；坚果和种子，如杏仁、核桃、亚麻子和南瓜子；健康脂肪，如椰子油、橄榄油和鳄梨油；低碳水化合物蔬菜，如菠菜、甘蓝、西蓝花和其他绿叶蔬菜；酮友好甜味剂，如甜叶菊、赤藓糖醇和其他低碳水化合物替代品。需要避免的食物包括：高糖食品，如甜点、糖果、冰淇淋；精制碳水化合物，如白面包、意面、米饭和其他精制谷物；

果汁和含糖饮料，如苹果汁、橙汁和碳酸饮料；豆类，如扁豆和鹰嘴豆；根茎类蔬菜，如土豆、红薯和胡萝卜。

　　合格的生酮饮食治疗应该还要包括患儿及其家属对饮食治疗的认知与接受度，患儿对生酮食物的喜爱程度，家庭成员在患儿进行生酮饮食治疗过程中的参与度，以及家长对生酮饮食相关知识的掌握情况等，同时要懂得如何去辨别生酮饮食的不良反应，并知道如何去处理。更重要的是，在开始生酮饮食治疗之前，应该咨询医生或注册营养师，特别是在有任何健康问题或正在服用药物的情况下。生酮饮食并不可能适合每一个人，因此开始生酮饮食治疗前的专业指导至关重要。

生酮饮食疗法启动后多久会起效？

　　生酮饮食疗法启动后的起效时间因个体差异而异，具体时间需要根据患者的病情、个人体质等进行综合判断。一般情况下，生酮饮食需要 1～3 个月的时间见效。效果最好的，可以在开始生酮饮食治疗的第一个星期就看到效果。另外，如果患儿的病情比较轻微，身体素质比较好，并且个人对生酮饮食的敏感度较高，一般在 1 个月左右的时间就可以见效。但如果患儿的病情比较严重，身体素质比较差，并且个人对生酮饮食的敏感度较低，可能需要 3 个月左右的时间才能见效。对生酮饮食敏感的患儿在启动后 1～2 天发作就会减少。生酮饮食治疗癫痫的起效时间因个体差异而异，具体取决于患儿的病情和生酮饮食的治疗方案。

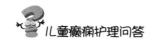

一般来说，多数推荐在生酮饮食治疗 3 个月后进行疗效判断，少部分患儿在生酮饮食治疗 6 个月左右起效。如果血酮检测结果已达到最佳状态，治疗 3 ~ 6 个月仍无效，可视为治疗无效，随后可逐渐停止生酮饮食，恢复正常饮食。

在实施生酮饮食疗法时，需要严格遵照医生指导，根据个体情况制订合适的饮食方案，并在治疗期间密切监测病情变化和疗效，及时调整治疗方案。同时，还需要注意，生酮饮食治疗癫痫并非适用于所有患儿，对于某些患儿可能无效或存在不良反应，因此需要在医生的指导下进行。

生酮饮食疗法启动后多久复查？

生酮饮食疗法启动后，建议在 1 ~ 3 个月进行复查，以了解饮食计划是否有效，同时监测身体状况和营养状况。如果体重没有明显下降或者身体出现不适症状，应该及时咨询医生或营养师，以调整饮食计划或者采取其他治疗方法。首次复诊后，根据孩子的病情每 3 ~ 6 个月定期进行复诊。在复查时，可以进行相关检查，如血糖、血脂、肝肾功能等，以评估身体的健康状况和营养状况。此外，还可以进行血酮和尿酮的检查，以了解身体对生酮饮食的适应情况。总之，生酮饮食疗法旨在通过控制饮食中的能量来源，以达到减肥和控制疾病的目的。在启动生酮饮食疗法前，建议咨询医生或营养师，以确保个人的健康和安全。

生酮饮食疗法有哪些不良反应？

生酮饮食疗法将孩子的饮食结构进行了比较大的调整，即便根据孩子的具体情况精细调节可能避免一些不良反应的发生，但是在整个操作过程存在问题时难免发生不良反应，常见的不良反应主要包括以下几种。

（1）肌肉被消耗：生酮饮食疗法会导致酮体生成，而酮体生成时会消耗脂肪组织和肌肉组织。

（2）损伤肾功能：生酮饮食疗法会增加肾脏负担，同时带走大量水分，出现尿频等症状。

（3）心血管负担：生酮饮食疗法因摄入脂肪增加，可能引起高脂血症，增加心血管负担，提高动脉血管出现粥样硬化的概率，甚至导致动脉血栓。

（4）消化负担：生酮饮食疗法期间进食过多含有大量脂肪的食物，会增加消化道负担，导致胆汁、胰液等消化液分泌增加，容易引起消化道疾病。

（5）代谢异常：生酮饮食疗法中酮体生成后在血液中积蓄，容易导致严重代谢疾病，如酮症酸中毒、代谢性酸中毒等。

（6）血糖异常：长期限制糖类摄取，会引起低血糖，出现头晕、恶心等症状，还容易发生昏迷，严重的可能诱发胰腺炎等疾病。

（7）其他不良反应：生酮饮食疗法期间，过量酮体可以经呼吸传出，表现出口臭症状，还有部分患者会出现头晕、头痛、营

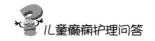

养不良等情况，严重时还会出现中毒、胰腺炎、心肌病变等。

总之，虽然生酮饮食疗法对某些疾病的治疗有一定效果，但也可能带来一系列的不良反应。因此，在采用此种饮食方法前，最好与医生进行充分沟通，了解其利弊，谨慎决定。

生酮饮食疗法的不良反应该怎么处理？

生酮饮食疗法的不良反应包括但不限于以下几种。

（1）胃肠道不适：包括恶心、呕吐、腹泻、便秘等。为缓解这些不适，患者可以在日常饮食中增加膳食纤维的摄入，选择高蛋白、低脂肪的食物，并保持充足的水分摄入。

（2）矿物质和维生素缺乏：生酮饮食中缺乏碳水化合物，可能导致体内矿物质和维生素的缺乏。为保证营养均衡，患者需要适当补充复合维生素和矿物质。

（3）酸中毒：由于生酮饮食中脂肪的摄入量较高，可能导致酸中毒。若出现此症状，应立即就医，医生会根据具体情况调整饮食方案。

（4）精神状态波动：部分患者可能出现情绪低落、烦躁、焦虑等精神症状。若出现这些症状，患者应保持良好的作息和心态，必要时可寻求专业医生的帮助。

（5）其他不良反应，如头痛、心悸、乏力等。这些症状可能是由生酮饮食造成体内电解质失衡所致。为缓解这些症状，患者应保持充足的水分摄入，并在必要时就医检查。

　　总之，对于生酮饮食疗法的不良反应，患者应在医生的指导下进行处理。若出现严重不适，应及时就医，以免延误治疗。

如何测量血糖、血酮及尿酮？

　　测量血糖、血酮及尿酮的方法如下。

1. 血糖测量

　　测量血糖有两种方法，即测量末梢血血糖和静脉血血糖。末梢血血糖可以用快速血糖仪自行检测，需要按六步洗手法清洗双手，确保手部卫生后，安装采血试纸，然后使用一次性安全性采血针对准手指指腹边缘按下按钮，见到回血后，用无菌棉签将第一滴血擦拭掉，使用血糖试纸将血吸入试纸凹槽即可，最后用干净的棉签按压采血点 1 分钟左右止血。血糖仪静待 5 秒后可以读取血糖值。静脉血血糖需要到医院化验。正常情况下空腹血糖值为 3.9 ~ 6.1 mmol/L，当血糖值低于 2.8 mmol/L 的时候要关注患儿有没有头晕、口唇苍白、冒冷汗等症状，或者无以上症状，但是血糖值低于 2.2 mmol/L 时，就立即给予橙汁 30 mL 口服，半小时后复测血糖值，直至血糖值上升至 2.8 mmol/L 以上且没有头晕、口唇苍白、冒冷汗等症状发生。如果血糖仍不能恢复请及时就近就医，并告知医护人员患儿处于生酮饮食治疗期间。

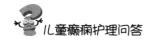

2. 血酮测量

血酮一般是通过血酮仪测定的，主要是利用电极夹在手指或者脚趾上进行血酮检测，与血液中的酮体分子相互作用，从而计算血液中酮体的含量。正常情况下，血酮仪的数值应该为 0 ~ 5 mg/L，如果超过了 5 mg/L，则提示血酮水平升高，出现了酮症过度的症状，提示孩子可能存在糖尿病酮症酸中毒的情况，这时可以查看孩子的精神状态及呼吸情况，如果孩子的精神状态很差，吃得不好，呼吸也和平时不一样需要及时就近就医，并告知医护人员孩子处于生酮饮食治疗期间。

3. 尿酮测量

尿酮可通过呼气检测法、尿液检测法、血液检测法进行检查。呼气检测法是一种非侵入性的尿酮检测方法，在呼出的气体中检测酮体的含量，但精度和可靠性较低。尿液检测法是通过尿液中的尿酮与试纸条上的化学试剂反应，来确定尿酮的浓度，但准确性受到多种因素的影响。血液检测法直接测量血液中的 β-羟基丁酸浓度，更精确地反映尿酮的含量。选择检测方法时，应考虑病情、检测目的、检测费用、检测准确性及检测的便捷性等因素，并听从医生的建议。

居家如何实施生酮饮食疗法？

在家实施生酮饮食疗法需要做好以下准备。

（1）了解生酮饮食：在开始生酮饮食治疗之前，需要了解生酮饮食的概念、原理、营养需求和食物选择等。可以通过浏览相关书籍、网站、博客等途径来获取信息。

（2）明确目标：在开始生酮饮食疗法之前，需要明确自己的目标，是为了减脂、降血压、降血脂，还是改善精神状态和皮肤状态，抑或是想要一种更健康的长期生活方式。只有明确了目标，才能更好地制订适合自己的生酮饮食计划。

（3）转变传统饮食观念：传统饮食观念中，碳水化合物是饮食的主要组成部分。而在生酮饮食中，脂肪是主要的能量来源。需要转变传统的饮食观念，适当减少碳水化合物的摄入，增加脂肪的摄入。

（4）选择合适的食物：在选择食物时，需要选择富含脂肪、含适量蛋白质和极少量碳水化合物的食物如肉类、鱼类、蛋类、奶制品、蔬菜和水果等。同时，需要避免高糖、高淀粉类食物的摄入。

（5）合理搭配食物：在制订生酮饮食计划时，需要合理搭配食物，保证营养均衡。可以选择多种食物进行搭配，以获得足够的营养。

（6）控制餐量：在生酮饮食中，需要控制餐量，避免过量摄入食物。可以适当减少主食的摄入量，增加蔬菜和水果的摄入量。

（7）坚持执行：在实施生酮饮食计划时，需要坚持执行，不要轻易放弃。初期可能会有一些不适感，如头痛、便秘等，但随着时间的推移，身体会逐渐适应这种饮食方式。

总之，实施生酮饮食计划需要做好充分的准备，包括了解生

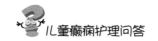

酮饮食、明确目标、转变传统饮食观念、选择合适的食物、合理搭配食物、控制餐量和坚持执行等。同时，需要根据自己的身体状况和营养需求制订适合自己的生酮饮食计划。

上学期间如何实施生酮饮食疗法？

上学期间实施生酮饮食疗法需要考虑多方面因素，包括饮食计划、食物选择等。以下是一些建议。

（1）制订饮食计划：在开始生酮饮食疗法前，建议先咨询医生或营养师，了解适合的饮食计划和食物选择。他们可以根据身体状况、年龄、性别、身高、体重、活动水平等因素，制订个性化的饮食计划。

（2）选择合适的食物：生酮饮食要求高脂肪、适量蛋白质和极低碳水化合物的摄入。在选择食物时，应尽量避免高糖、高淀粉和加工食品，而选择富含健康脂肪、蛋白质和纤维素的食物，如肉类、鱼类、绿叶蔬菜、水果、坚果和种子等。

（3）合理安排三餐：在上学期间，早餐应该是最简单的一顿饭，可以选择煮蛋、茶叶蛋、煎蛋、炒蛋等。午餐和晚餐则应遵循先肉后菜的原则，尽量选择少酱油、少糖、少淀粉的菜品。

（4）注意饮食正确性：在学校餐厅吃饭时，要注意避免与同学们共享食物，因为这可能会导致生酮饮食执行的失败。可以选择带有标明生酮饮食标签的食品，或者自己携带食物，以确保饮食的正确性。如果在学校餐厅吃饭压力太大或可能导致其他问题，家长可以要求找另一个地方吃饭，并在开学第一周陪伴孩子吃午餐，以更好地帮助老师们了解孩子的生酮饮食。

（5）保持水分补充：在生酮饮食中，虽然脂肪摄入量较高，但也要注意保持水分补充。建议每天喝足够的水，以保持身体正常的代谢功能。

（6）避免暴饮暴食：在实施生酮饮食疗法时，要避免暴饮暴食和过度饥饿。如果感到饥饿，可以摄入适量食物来缓解饥饿感，但不要过量进食。

（7）坚持长期实施：生酮饮食是一种长期的饮食方式，需要坚持长期实施才能取得良好的效果。在实施过程中，要逐渐适应这种饮食方式，并不断调整和优化饮食计划，以获得最佳的生酮效果。

总之，上学期间实施生酮饮食需要制订合理的饮食计划、选择合适的食物、合理安排三餐、注意饮食正确性、保持水分补充、避免暴饮暴食和坚持长期实施。如果有任何疑问或不适，建议及时咨询医生或营养师。

生酮饮食有哪些好处及潜在风险？

1. 生酮饮食的好处

生酮饮食在近年来备受关注，因为它被认为有助于减肥、改善心血管健康、控制血糖和提高认知功能。

（1）有助于减肥：由于生酮饮食迫使身体依赖脂肪作为主要

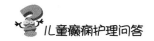

能量来源，因此可以促进脂肪的燃烧，减少脂肪的积累。一些研究表明，长期坚持生酮饮食可以显著减少体重和腰围，同时改善身体脂肪含量和代谢健康。

（2）有助于改善心血管健康：由于生酮饮食可以降低血糖和胆固醇水平，减少动脉粥样硬化的风险。一些研究还发现，生酮饮食可以降低血压，改善心血管功能，从而降低心血管疾病的发病率。

（3）有助于控制血糖：由于生酮饮食可以降低血糖水平，减少胰岛素的分泌，因此可以帮助人们更好地控制血糖，降低糖尿病的发病风险。

（4）有助于提高认知功能：一些研究表明，生酮饮食可以改善大脑的代谢状态，提高大脑对葡萄糖和酮体的利用率，从而改善认知功能，减少认知衰退的风险。

2. 生酮饮食的潜在风险

尽管生酮饮食有诸多好处，但也需要注意一些潜在的风险。人们在采用生酮饮食时需要谨慎，避免发生营养不良和潜在的健康风险。

（1）生酮饮食可能导致营养不良，因为它限制了许多蔬菜和水果的摄入。

（2）长期坚持生酮饮食可能增加心血管疾病和肾脏疾病的风险，因为高脂肪饮食可能升高血脂。

（3）生酮饮食可能导致肠道问题，因为它限制了纤维的摄入。

如何提高生酮饮食的依从性？

提高生酮饮食的依从性可以从以下几个方面入手。

（1）增加脂肪的摄入量：生酮饮食要求摄入适量的脂肪，以提供身体所需的能量。建议选择健康的脂肪来源，如橄榄油、鱼油、坚果和种子等。

（2）控制碳水化合物的摄入量：生酮饮食要求减少碳水化合物的摄入量，以避免身体过度依赖糖分。建议选择低糖、高纤维的碳水化合物来源，如蔬菜、水果和全谷物等。

（3）适当增加蛋白质的摄入量：生酮饮食要求摄入适量的蛋白质，以维持身体的正常功能。建议选择高质量的蛋白质来源，如瘦肉、鱼、蛋和豆类等。

（4）逐步适应生酮饮食：生酮饮食需要逐步适应，尤其是对于刚开始接触这种饮食的人来说。建议在医生的指导下，逐步调整饮食结构，逐渐减少碳水化合物的摄入量，增加脂肪和蛋白质的摄入量。

（5）坚持合理的饮食计划：制订合理的饮食计划，包括饮食时间、饮食量和饮食种类等，有助于提高生酮饮食的依从性。建议根据个人情况制订适合自己的饮食计划，并在日常生活中坚持执行。

（6）注意补充营养素：生酮饮食可能导致某些维生素和矿物质的缺乏，因此需要注意补充这些营养素。建议在医生的指导下，适当补充维生素和矿物质。

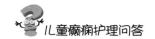
（7）寻求专业帮助：如果对生酮饮食有任何疑问或不适，建议及时寻求专业帮助。医生或营养师可以提供个性化的建议和支持，有助于更好地适应生酮饮食。

什么是生酮饮食的远程管理？

生酮饮食的远程管理是指通过远程方式，如各种社交媒体、APP 等对患者的饮食进行管理和指导。在生酮饮食中，患者需要严格控制碳水化合物、蛋白质和脂肪的摄入量，以实现身体产生足够的酮体来供给大脑能量的目的。由于生酮饮食需要严格控制饮食种类和摄入量，因此需要进行专业的远程管理。远程管理包括以下方面。

（1）制订饮食计划：根据患者的身体状况和目标，制订个性化的饮食计划。计划中应包括每天的饮食种类和摄入量，以及营养素的分配比例。

（2）监测饮食摄入：通过饮食日记或使用饮食记录软件等方式，监测患者的饮食摄入情况。这有助于及时发现饮食中的问题，并进行相应的调整。

（3）提供指导和支持：为患者提供生酮饮食方面的指导和支持，包括解答疑问、提供建议等。同时，还需要根据患者的身体反应和变化情况，及时调整饮食计划。

（4）监测身体状况：通过监测患者的身体状况，如血糖、血压等指标，及时发现并处理可能出现的问题。同时，还需要根据患者的身体状况和变化情况及时调整饮食计划。

总之，生酮饮食的远程管理是通过远程方式对患者的饮食进行专业管理和指导，以确保患者能够正确地实施生酮饮食计划，并获得最佳的治疗效果。

如何进行生酮饮食居家护理？

生酮饮食旨在诱导酮症或酮体的产生。在进行生酮饮食居家护理时，可以参考以下建议。

（1）饮食计划：制订一个合理的饮食计划，包括每天需要摄入的热量、脂肪、蛋白质和碳水化合物等营养成分的比例。根据个人情况，可能需要咨询营养师或医生来制订适合的饮食计划。

（2）合理搭配食物：遵循生酮饮食的原则，选择高脂肪、适量蛋白质和极低碳水化合物的食物。例如，肉类、海鲜、鸡蛋、牛油果、椰子油、无糖椰奶、食用油（包括橄榄油）、坚果和坚果油、绿叶蔬菜等都是生酮饮食中推荐的食物。同时，避免摄入含糖和高淀粉的食物，如水果、谷物和所有主食、豆类、根茎类蔬菜（土豆、红薯、胡萝卜、南瓜等）等。

（3）摄入充足的水分：生酮饮食容易使身体脱水，因此需要确保每天摄入足够的水分，以保持身体正常的代谢功能。

（4）监测尿酮水平：尿酮水平是检测生酮饮食依从性的指标之一，可以通过购买尿酮试纸或到医院进行检测来监测尿酮水平。

（5）避免过度饮酒：饮酒会干扰生酮饮食的效果，因此应避

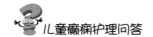

免过度饮酒。

（6）定期咨询医生：在进行生酮饮食前，最好咨询医生或营养师，以确保该饮食方式适合个人情况。同时，在开始生酮饮食治疗后，也需要定期咨询医生，以确保身体的健康状况。

总之，在进行生酮饮食居家护理时，需要遵循生酮饮食的原则，合理搭配食物，确保摄入充足的水分，监测尿酮水平，避免过度饮酒，并定期咨询医生。

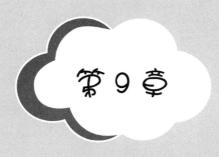

第9章

癫痫患儿的手术护理

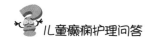

癫痫患儿可以做手术吗？

癫痫可以通过手术治疗，至少 50% 的药物难治性癫痫患儿适于接受外科手术治疗，癫痫的手术方式包括切除性手术、姑息性手术、立体定向毁损术及神经调控手术，最重要的是癫痫灶切除手术。在决定能否进行手术治疗时，需要考虑手术适应证，应基于多学科的综合术前评估、手术方式、手术效果等。

因此，癫痫患儿能否进行手术治疗，需要成熟的癫痫中心通过严格的术前评估流程后才能决定。与成人的手术目的不同，儿童手术的主要目的在于消除发作，使患儿神经系统及认知等发育过程不受频繁发作的影响，从而可以重新走上发育正轨，对于适合手术的患儿应尽早手术治疗。

什么样的患儿适合做手术？

对于任何年龄段的癫痫患者来说，判断是否适合手术的关键因素包括药物难治性癫痫、明确的局灶性致痫区、影响生活质量和认知行为发育、术后新发神经功能缺损风险低。除了这些，还需要权衡实施手术与继续药物治疗之间的收益–风险比。如果经过专业详细评估讨论后，手术的收益－风险比高，不论年龄大小，都应考虑手术。

尤其对于婴幼儿患者，手术的目的主要在于缓解灾难性癫痫，恢复生长发育及行为，或是认知行为进步。对于发作频繁和发育停止或倒退的婴儿和低龄儿童，即使术后偶尔或少量癫痫发作，但发育有进步也是有意义和值得的。

1. 手术适应证

（1）癫痫药物治疗无效：如果孩子已经尝试了多种不同的抗癫痫药物，仍然无法控制癫痫发作，那么可能会考虑手术。

（2）局灶性癫痫：手术通常用于治疗局灶性癫痫，即癫痫发作起源于大脑的特定区域。如果癫痫发作的起源可以明确定位，并且手术可以切除或隔离这一区域而不影响其他脑功能，那么手术是一个有效的治疗选择。

（3）结构性癫痫：如肿瘤、灰质异位、半侧巨脑畸形、皮质发育不良、脑面血管瘤等，这类癫痫手术效果较好。

（4）严重影响生活质量的癫痫：如果癫痫发作对孩子的生活产生了严重的影响，如影响学业、社交和日常生活，而且药物治疗无法有效控制癫痫，那么可能会考虑手术。

2. 手术类型包括

（1）病灶切除术：直接切除引起癫痫发作的脑部病灶。

（2）颞叶切除术：切除大脑颞叶的一部分，这是最常见的癫痫手术类型。

（3）半球切除术：切除大脑的一个半球，通常用于治疗儿童严重的癫痫。

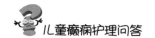
（4）半球离断术：将癫痫性大脑半球与剩余大脑分开，同时保留主要血管。该方法是降低儿童广泛性病变癫痫手术风险的手术改良和演变，降低了围手术期并发症的发生率。

（5）多处软膜下横纤维切断术：在大脑表面进行多次切割，以阻断异常电信号的传播。

（6）神经调控手术：包括迷走神经刺激和脑深部刺激。这些手术通过植入设备来调节大脑中的电信号。

进行癫痫手术之前，患儿会接受详细的评估，包括神经影像学检查、脑电图监测、神经心理评估和可能的 Wada 试验（用于评估语言和记忆功能的偏侧化）。这些评估有助于确定患儿是否适合手术，以及手术的具体类型和范围。需要强调的是，癫痫手术是一个严肃的治疗选择，需要经过慎重考虑和全面评估。决定是否进行手术应该是患儿和家人与医疗团队共同讨论的结果，以确保患儿的最佳利益。

是否做完手术癫痫就不发作了？

1. Engel 术后疗效分级

Engel 术后疗效分级是用来评估癫痫手术后患儿疗效的一种分类系统。这个分类系统目的是统一手术后对患者癫痫控制情况的评价标准。Engel 分类通常用于评价颞叶癫痫和其他类型癫痫手术的疗效。

Engel 术后疗效分级分为四个主要等级。

（1）Engel Ⅰ：无致残性发作。Ⅰ A：术后完全无发作；Ⅰ B：术后仅有非致残性的单纯部分性发作；Ⅰ C：术后仍有一些致残性发作，但至少 2 年无发作；Ⅰ D：仅在停用抗癫痫药物时发生全面性惊厥发作。

（2）Engel Ⅱ：稀少的致残性发作（"几乎无发作"）。Ⅱ A：最初无致残性发作，但现在有稀少的发作；Ⅱ B：术后致残性发作稀少；Ⅱ C：术后罕见致残性发作，但近 2 年来稀少发作；Ⅱ D：仅有夜间发作。

（3）Engel Ⅲ：值得的改善。Ⅲ A：发作显著减少；Ⅲ B：无发作期延长，发作期多于 50% 以上的随访期，但未超过 2 年。

（4）Engel Ⅳ：非常值得的改善。Ⅳ A：发作明显减少；Ⅳ B：无改变；Ⅳ C：发作增加。

这个分级系统可以帮助医生、患者及研究人员评估手术效果，并在一定程度上预测长期疗效。Engel 术后疗效分级是目前国际上广泛使用的评价癫痫手术疗效的标准之一。

2. 术后癫痫发作的原因分析

手术能否取得良好的效果并避免术后并发症的发生，很大程度上依赖于术前评估的完整性和准确性。癫痫手术的效果因人而异，但对一些患儿来说，手术可以显著减少或完全停止癫痫发作。然而，也有一些患儿即使做了手术，仍然可能会偶尔发生癫痫发作。以下是一些可能导致手术后仍然发作的原因。

（1）未完全切除异常脑组织：有时候手术并不能完全切除引起癫痫的异常脑组织，这可能导致癫痫发作的持续。

（2）术后并发症：手术可能会引起一些并发症，如感染或出

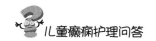

血，这些并发症可能会影响手术的效果。

（3）术后脑组织的恢复：手术后，脑部需要时间来适应和恢复，这个过程中可能会出现暂时性的癫痫发作。

（4）术后的药物治疗：有些患儿可能需要继续服用药物来预防癫痫发作，如果停止药物治疗，或没有按规律服药，可能会导致癫痫的再次发作。

在术后，患儿需要定期接受医生的随访和评估，以确保手术的效果和监测任何潜在的癫痫发作。术后的康复和治疗计划也需要根据患儿的具体情况进行调整。

做手术前需要注意什么？

在进行癫痫手术之前，患儿及其家属和医疗团队需要进行一系列的准备和评估。

（1）疾病详细评估：医生会对患儿的癫痫类型、发作频率、发作形式等进行全面评估，包括神经影像学检查、脑电图及可能的神经心理评估，以确定癫痫发作的起源区域。

（2）手术风险和益处评估：医生会与患儿家属讨论手术的潜在风险和益处，包括手术后可能的改善程度、并发症风险等。

（3）健康检查：患儿需要接受全面的身体检查，以确保他们能够承受手术和麻醉。

（4）停用或调整某些药物：根据医生的建议，患儿可能需要在手术前停用或调整某些药物，特别是可能影响凝血机制的药物。

（5）心理准备：患儿可能需要接受心理咨询，以帮助他们应对准备手术和术后恢复期间可能遇到的情绪和心理挑战。

（6）生活安排：手术前，患儿家属应做好手术后的照顾和恢复期间的生活安排，包括请假、家庭照顾和交通等。

（7）饮食和生活习惯：在手术前，医生可能会建议患儿调整饮食和生活习惯，如保持良好的睡眠和营养状态。

（8）术前指导：医生会提供术前指导，包括手术当天的准备工作，如禁食和禁水指令。

（9）家属沟通：医生会与患儿的家属沟通，确保他们了解手术过程、患儿术后的照顾需要，以及可能出现的并发症。

（10）签署知情同意书：在手术前，患儿家属需要签署一份知情同意书，证明他们已经充分了解手术的所有方面，并同意进行手术。

（11）准备好术后的照护和康复：术后的护理及康复对孩子术后恢复尤为重要，家长要有充足的心理准备和身体准备应对。

（12）手术对孩子来说是一种挑战，尤其是对于学龄期及青春期的孩子，家长及医护人员需要在术前给予孩子一定的心理支持和安慰，帮助其缓解紧张和焦虑情绪，可以采取多种方式，如同伴支持、讲述小朋友勇敢通过手术战胜病魔的真实案例，或模拟进入手术室的情境，提前让孩子适应。

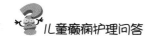

癫痫术后的护理要点有哪些?

"三分治疗,七分护理"。术后护理需要家长与医护人员共同努力,促进患儿术后康复。因孩子刚做完手术,身体尚未恢复,应保持病区环境安静整洁,室内空气清新。避免其他家属探视,外出佩戴口罩,防止交叉感染。

1. 病情观察

(1)术后监测患儿的体温变化,术后患儿可能会出现发热,如果体温 ≤ 38.5 ℃,四肢末梢暖,可以采取物理降温措施,如减少盖被、温水擦浴等,禁止使用热水袋;如果体温 > 38.5 ℃,医护人员应评估是否给予药物降温,同时要按要求准确记录患儿的出入量。

(2)注意观察患儿精神反应、肢体活动情况,如有病情变化及时通知医护人员。

(3)若患儿有头痛,家长可以分散患儿注意力(如听音乐、听故事),与患儿多交流,多鼓励患儿,婴儿可以给予安慰奶嘴吸吮。医护人员也会及时评估患儿疼痛情况,给予药物治疗。

(4)家长应继续按时按量遵医嘱给患儿服用抗癫痫药物,不得擅自停药、减药。

(5)术后可能会出现围手术期急性发作,家长不要惊慌,及时呼叫医护人员。

2. 引流管护理

(1)医护人员将患儿床头抬高 15° ~ 30°,将引流瓶悬挂至合适高度，家长请勿随意调节。

（2）患儿头部垫清洁护理垫，每日更换，保持患儿头部敷料清洁干燥，如有渗血、渗液，及时告知医护人员。

（3）引流瓶内的液面随患儿呼吸上下波动时表明引流通畅，如无波动请及时告知护士。

（4）观察引流液颜色，如引流液颜色从淡红色变成深红色，要及时告知护士。

（5）患儿翻身、转动头部时，注意不要牵拉引流管，引流管不可受压、扭曲、成角，保持引流管通畅。

（6）每日引流量为 100 ～ 150 mL，具体根据医嘱执行，护士会随时巡视，定时倾倒引流液。

（7）患儿在用力排便、咳嗽、哭闹时应注意观察患儿的引流速度，如过快应立即关闭引流调节器或呼叫医护人员，看护好患儿，一定不能抓、扯引流管。

（8）患儿术后鼻腔会插入一条胃管，胃管是保证术后营养的重要管道，术后患儿可能会恶心、呕吐、不愿进食和服药，护士可以从胃管注入牛奶、药物等。防止患儿自行拔除。

（9）患儿留置右侧颈部深静脉导管，这是保证患儿治疗的主要管道，此导管可以用于抽血及药物输注，注意防止患儿自行拔除。

3. 饮食护理

术后第一天予流质饮食（如牛奶、清汤等），第二天可以进食半流质饮食（稀粥）等，少量多餐，逐渐增加食物种类及量，以清淡、易消化、有营养的食物为主。留置胃管的患儿，可以选择整蛋白、高热量奶粉。如患儿出现呕吐，将头偏向一侧，按铃

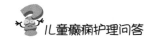

呼叫护士。

4. 基础护理

（1）做好口腔护理及皮肤护理。

（2）保持大便通畅，避免用力大便。

（3）做好尿道口护理。

（4）做好手卫生。

什么是立体定向脑电图？

　　立体定向脑电图或立体脑电图是药物难治性癫痫术前的一种微创评估手段，通过立体定向技术置入颅内电极记录颅内脑电活动和直接电刺激来确定局灶性癫痫患儿致痫区。立体定向脑电图可以记录脑沟内以及脑深部的电信号，可定位一些致痫区位于深部区域（颞叶内侧、岛叶或扣带回等）的局灶性癫痫。近年来，立体定向技术的进展，特别是神经外科手术机器人的应用，大大提高了立体定向脑电图置入的便捷性和安全性。

　　立体定向脑电图电极置入方案设计：立体定向脑电图电极置入方案包括提出需要记录的靶区域和具体规划电极路径两部分。电极置入设计需遵从下列基本原则。①必须在假设的起始及早期扩散区置入电极。②需考虑发作起源于其他脑区的可能性，在相应脑区酌情置入电极。③需在可疑致痫区周边置入电极界定致痫区范围，以便最低限度切除皮质。④评估假设致痫区与功能区的空间关系，确定是否能完全切除致痫区。⑤精确评估致痫区与影像学病灶（如存在）的关系。

立体定向脑电图电极置入的简要步骤：全身麻醉，连接头架，使用机器人或立体定向框架确定电极置入位点和角度，消毒铺巾，切开皮肤，使用单极止血，颅骨钻孔，使用柱状单极或克氏针等刺破硬膜，置入导向螺钉，使用钝头探针穿刺，形成隧道，最后按计算长度置入电极，并依次重复置入全部电极。

立体定向脑电图电极的拔除：立体定向脑电图电极拔除可在处置室（确保周围环境清洁）或手术室实施。儿童可适当进行局部麻醉或短程全身麻醉。确保完整拔出每根电极，否则必须即刻进行头颅 CT 检查。建议电极拔除后患儿留院观察至少 1 日。

哪些情况需要做立体定向脑电图？

立体定向脑电图的适应证如下。

致痫灶可能位于深部或难以覆盖的区域，如颞叶内侧、盖部、扣带回、半球间、眶额后部、岛叶或脑沟深部。

癫痫发作症状、电生理模式与解剖结构之间的定位信息矛盾，不能准确定位致痫区。

致痫区涉及重要功能区，需要准确的脑功能区定位，精准确定手术切除范围，以避免或最大限度地减少功能损伤。

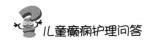

立体定向脑电图一般要做多少天？

做立体定向脑电图整个过程包括术前检查、术前准备、手术过程及术后监测及治疗。

（1）术前患儿需要进行一系列检查，包括血液相关检查、心电图、胸部 X 线片、长程视频脑电图、磁共振等，确保患儿无感染及其他手术相关禁忌证。

（2）置入电极当天患儿从手术室返回病房开始进行监测，医护人员会严密观察患儿的精神状态。患儿可能会有一些不适，比如麻醉反应、烦躁、疼痛，以及长时间不能下床可能会导致的便秘、情绪波动、舒适感降低等，医护人员会根据情况采取相应措施，家长也可以给患儿带一些平时喜爱的书籍或玩具，或是下载一些患儿感兴趣的动画或游戏，减轻孩子的不适感，帮助患儿打发时间，转移注意力。

（3）立体定向脑电图置入连接脑电监测后，一般记录 3 ~ 5 次惯常发作，然后进行直接电刺激。直接电刺激用于脑功能定位和诱发癫痫发作，判断手术切除是否会出现神经功能异常，并有可能再现临床发作，作为定位致痫区的依据。电刺激通常在记录到惯常发作后进行。

（4）如患儿需要行射频热凝毁损，那么可能还需要 1 ~ 3 天的时间，立体定向脑电图引导射频热凝毁损是利用立体定向脑电图电极将射频电流转化为局部热效应，破坏癫痫起始区域或癫痫网络重要节点来治疗或定位诊断癫痫的手段。该技术主要针对两类患儿，一类是致痫灶局限且深在的患儿，如下丘脑错构瘤患儿；第二类是致痫灶切除可能引起运动、语言、感觉、认知功能下降，或致痫灶不易定位需要诊断性治疗的患儿，如海马硬化、岛叶癫痫患儿等。

（5）拔除电极后当天返回病房需观察一天。

因此，整个立体定向脑电图过程需要 7 ～ 10 天，具体的时间长度可能会因为孩子的个体差异和诊疗计划有所不同。

癫痫手术后多久复查？

癫痫手术后的复查时间表是由患儿的具体情况和手术类型决定的。一般而言，患儿在手术后会有一个系统的跟踪计划，以监测恢复情况、药物调整和评估手术效果。以下是一个大致的复查时间表，具体的复查计划应遵循主治医师的建议。

术后 3 个月：进行伤口恢复和评估术后早期恢复情况、术后康复情况等，需复查脑电图。

术后 6 个月：可能需要复查一次，以评估术后恢复进展和讨论药物治疗计划，包括神经功能恢复及癫痫发作情况。

术后 1 年：进行全面评估，包括脑电图和可能的影像学检查，以监测癫痫控制情况和脑部变化，对于恢复情况良好的患儿，医生会根据检查结果和其实际情况逐渐减停抗癫痫药物。

术后 2 年：如果术后恢复良好，且癫痫得到有效控制，复查可能会减少到每两年一次，但这也取决于患儿的具体情况和医生

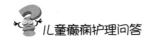

的建议。

在任何情况下，如果患儿在两次复查之间出现新的症状或癫痫发作，应立即联系医生进行评估。复查计划并非统一不变，而是根据患儿的特定需求和手术后的反应来调整。

癫痫围手术期急性发作的原因有哪些？

癫痫围手术期急性发作即术后急性发作，是指在手术或其他侵入性医疗程序前后发生的癫痫发作。癫痫患儿癫痫发作阈值低、婴幼儿脑发育不完善、手术后内环境紊乱、血液对大脑的刺激、手术后脑水肿、发热等因素，均可导致手术后发作，而这种发作，如果与手术前的发作完全不一样（非惯常发作），则对手术预后影响不大。儿童癫痫术后急性发作比成人更常见，道理简单，儿童脑发育不完善，体重小，手术麻醉中容易导致内环境紊乱、手术后容易发热，这些情况都是儿童特有或容易发生的。

癫痫围手术期急性发作需要特别注意，医护人员也会结合患儿术前的发作情况进行及时处理，如及时镇静、退热、减轻脑水肿，加强病情观察及术后护理，最大限度地减少癫痫围手术期急性发作的风险。

癫痫手术后需要做康复吗？

癫痫手术后通常需要进行康复。康复的目的是帮助患儿恢复或改善手术可能影响的功能，减少并发症，以及提高生活质量。我们提倡在患儿病情平稳的情况下尽早实施康复，康复计划可能包括以下几个方面。

1. 肢体功能训练

如果手术影响了患儿的运动功能，可能需要通过物理治疗来帮助恢复肌肉力量、灵活性和协调性。肢体功能锻炼是为了帮助患儿恢复受损伤的肢体功能而进行的一系列运动锻炼。这些运动旨在改善肌肉力量、关节活动范围、协调性、平衡性和灵活性。锻炼可以根据患儿的具体情况定制，以下是一些常见的肢体功能锻炼类型：。

（1）被动运动：康复初期，患儿可能无法自主移动受伤的肢体，此时需要医护人员或康复治疗师引导患儿进行被动运动，以防止关节僵硬和肌肉萎缩。

（2）主动辅助运动：随着康复的进展，患儿可以在康复治疗师的帮助下开始进行一些简单的主动运动，如利用健康的一侧肢体来帮助受伤的一侧进行运动。

（3）主动运动：当患儿肌肉力量有所恢复时，可以开始进行不需要外力帮助的主动运动，这有助于进一步提高肌肉力量和关节活动范围。

（4）强化运动：为了增加肌肉力量和耐力，可以使用一些抗

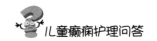

阻力的工具，如哑铃、弹力带、健身球等进行强化训练。

（5）平衡和协调训练：通过瑜伽垫、平衡球、平衡板等工具，进行一系列的平衡和协调性训练，以提高患儿的稳定性和运动控制能力。

（6）功能性训练：模拟日常生活中的动作，如走路、上下楼梯、拿取物品等，以帮助患儿恢复日常生活的自理能力。

（7）拉伸运动：进行适当的拉伸运动，以提高肌肉和肌腱的柔韧性，减少肌肉紧张和疼痛。

（8）水疗运动：在水中进行运动可以减少关节和肌肉的负担，同时利用水的阻力进行锻炼，适用于关节疼痛和肌肉无力的患儿。

2. 认知和言语康复

手术可能会影响患儿的认知功能和言语能力，特别是如果手术涉及大脑的语言区域。在这种情况下，患儿可能需要接受认知康复和言语治疗。

（1）认知训练：①注意力训练，通过各种任务和活动来提高患儿集中注意力和分散注意力的能力。②记忆训练，使用记忆练习和策略来提高短期记忆和长期记忆的能力。③执行功能训练，通过解决问题、规划和组织任务来提高决策和执行功能。④视觉空间技能训练，通过绘图、组装物体等活动来提高患儿的视觉感知和空间定位能力。

（2）言语和语言康复训练：①听力理解，通过听力练习提高患儿对语言的理解能力。②口语表达，通过言语练习和交流活动帮助患儿改善口语表达能力。③阅读和写作技能，通过阅读和写作练习来提高患儿的文字理解和表达能力。④语音矫正，针对发音不准确的患儿，进行语音训练以改善发音。⑤社交沟通技能，通过模拟日常对话和社交情境，帮助患儿提高社交沟通能力。

（3）认知行为疗法：对于可能出现的情绪和心理问题，如焦虑、抑郁，可以通过认知行为疗法来帮助患儿改善心理状态，提高应对能力。为了提高患儿的自主性和生活质量，可以使用各种辅助工具和技术，如记忆笔记本、电子提醒器等。

3. 心理支持

癫痫和癫痫手术可能会对患儿的情绪和心理健康产生影响。心理咨询或心理治疗可以帮助患儿应对手术和慢性疾病带来的心理压力。对于癫痫患儿术后的心理支持，可以采取以下几种方法。

（1）专业心理辅导：请专业的儿童心理医生或心理咨询师为孩子提供定期的心理辅导，帮助他们应对手术前后的情绪变化，以及消除对疾病的担忧和恐惧。

（2）家庭支持：家长和其他家庭成员应提供积极的情感支持和鼓励，与孩子保持开放的沟通，让孩子感到被理解和支持。家长应学习有关癫痫的知识，帮助孩子正确理解自己的病情，减少误解和恐慌。

（3）社交支持：鼓励孩子和朋友、同龄人保持良好的社交关系，参加适合他们年龄和兴趣的社交活动，以增强他们的社会参与感和自信心。

（4）学校支持：与孩子的老师和学校工作人员沟通，确保他们了解孩子的情况，并提供必要的支持，如灵活的学习计划和适

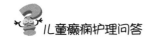

应性教育。

（5）团体支持：参加癫痫支持团体或相关的儿童康复团体，让孩子与经历相似的同龄人交流，分享经验，从而减少孤独感和被排斥感。

（6）放松训练和压力管理：教授孩子一些放松技巧，如深呼吸、冥想、渐进性肌肉放松等，帮助他们缓解压力和焦虑。

（7）正念和认知行为疗法：通过认知行为疗法帮助孩子识别和改变消极的思维模式，通过正念练习帮助孩子专注于当下，减少对病情的过度担忧。

（8）鼓励参与活动：鼓励孩子参与他们感兴趣的活动，这有助于增强他们的自信心和提高生活质量。

（9）教育介入：如果孩子在学习上遇到困难，可以寻求专业的教育介入，如特殊教育服务、学习策略培训等。

（10）药物治疗：如果孩子出现严重的情绪或行为问题，可能需要在医生的指导下考虑药物治疗。

4. 生活技能训练

康复过程可能包括对日常生活技能的训练，以帮助患儿适应可能的身体限制，学习如何独立管理日常活动，提升生活质量。这些训练可能包括以下几种。

（1）自我护理技能：教患儿如何保持个人卫生并独立完成穿衣、进食、如厕等基本日常活动。

（2）认知技能训练：通过特定的认知训练程序来提高记忆力、注意力、解决问题的能力和执行功能。

（3）社交技能训练：帮助患儿学习和提高交流沟通能力，包括言语和非言语交流，以及如何在社交场合中适应和表现。

（4）安全意识培养：教患儿如何识别潜在的安全风险，如识别癫痫发作的先兆，避免可能诱发发作的环境和活动。

（5）家务管理：指导大龄患儿进行简单家务活动，如清洁、烹饪等，以提高他们的独立生活能力。

（6）时间和药物管理：教患儿如何管理自己的时间，包括制订日程安排，以及如何正确地服用和管理药物。

（7）应对策略：提供策略和技巧，帮助患儿应对癫痫发作时的情况，以及教会其如何在发作后迅速恢复常态。

5. 社会和家庭支持

对一些患儿来说，重返学校可能需要额外的支持和适应。

（1）治疗师可以提供帮助，使患儿能够重新融入社会。

（2）培训家庭成员和照顾者，使他们了解患儿的需要，提供适当的支持和帮助促进患儿的社会参与，通过参加社区活动和社交团体来提高其社会技能。

康复的具体计划应由医生、康复专家、物理治疗师、职业治疗师、言语治疗师及心理健康专业人员共同制订，以满足患儿的个体需求。患儿和家属应与医疗团队紧密合作，确保康复计划的成功实施。

做完癫痫手术还要一直吃药吗？

癫痫手术后是否需要继续服用抗癫痫药物是由多种因素决定

的，包括手术的类型、患儿手术前的癫痫控制情况、手术后的癫痫发作情况及患儿的整体健康状况。以下是一些常见的情况。

（1）手术结果评估：手术后，医生会密切监测患儿是否有癫痫发作。如果手术成功且患儿在一段时间内没有发作，医生可能会考虑逐渐减少或停止使用抗癫痫药物。

（2）逐步减药：即使手术被认为是成功的，医生通常也会建议患儿在手术后继续使用原来的药物剂量一段时间，然后根据患儿的具体情况逐渐减少药物剂量。

（3）长期服药：对某些患儿来说，即便手术后癫痫发作得到了控制，他们仍可能需要长期服用抗癫痫药物，特别是对于那些癫痫发作频繁或有多个癫痫源的患儿。

（4）医生的建议：医生会根据手术结果、患儿的发作情况及其他健康因素来决定患儿是否需要继续服药，以及服用多长时间。

（5）个体化治疗：每个患儿的情况都是独特的，因此关于是否继续服药的决定应当是个体化的，要基于患儿的具体需求和医生的专业判断。

重要的是，家长不应自行决定停药或改变药物剂量。任何关于抗癫痫药物使用的决定都应在医生的指导下进行，通常会包括定期的跟踪评估和监测，以确保最佳的治疗效果和最轻微的不良反应。

癫痫手术后多久可以拆线？多久可以洗头？

癫痫手术后拆线的时间通常取决于多个因素，包括手术的类型、患儿的愈合速度及医生的建议。通常情况下，皮肤缝合线（如果是非吸收性的）可能会在手术后 7 ~ 14 天拆除。但是，这个时间可以根据手术的复杂性和个体差异而有所不同。对儿童来说，可能存在自己抓挠手术伤口导致愈合不佳甚至感染的情况，因此，家长一定要注意看护，医护人员也会采取一些措施。

（1）包扎和保护：确保伤口被适当地包扎，使用干净、透气的敷料覆盖，以减少儿童直接接触伤口的机会。

（2）戴护手套或袜子：在儿童的手上戴上柔软的棉质护手套或袜子，尤其是在夜间，可以防止他们在不自觉的情况下抓挠伤口。

（3）剪短指甲：保持儿童的指甲短而光滑，以减少抓伤的可能性。

（4）使用止痒药膏：在医生或护士的指导下，使用适当的止痒药膏或药物来缓解瘙痒感。

（5）分散注意力：通过玩具、游戏、故事或其他活动吸引儿童的注意力，使他们不专注于头部的不适。

（6）穿戴特殊帽子：如果可能，可以让儿童戴上柔软的帽子来保护头部，但要确保帽子不会对伤口造成压力或摩擦。

（7）教育和沟通：向儿童解释为什么不能抓挠伤口，并告诉他们如果感到不适应该如何寻求帮助。

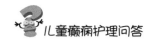
（8）提供舒适的环境：确保儿童处于舒适的环境中，避免过热或过冷，因为极端温度可能会加剧瘙痒感。

（9）使用镇静剂：在医生的指导下，可能需要使用镇静剂或其他药物来帮助儿童放松，尤其是在他们很难控制抓挠行为时。

至于洗头，医生通常会建议在术后一段时间内避免让伤口沾水，以防止感染并促进愈合。洗头的具体时间可能会因医生的指导和患儿的伤口恢复情况而有所不同。一般来说，可能需要等到拆线后，伤口完全愈合，没有渗出液体，医生确认伤口干燥并允许接触水之后，才可以洗头。这个时间可能是在术后 2 ~ 4 周，应遵循术后护理指导和医生的具体建议。

癫痫手术后多久可以正常上学？

癫痫手术后返回学校或日常活动的时间因人而异，取决于手术的类型、个体的恢复速度及手术后的复原情况。医生会根据手术的复杂性、患儿的整体健康状况及术后恢复情况来给出具体的建议。

一般来说，患儿可能需要在家中休息一段时间，以便伤口愈合并减少感染的风险。手术后的前几周，患儿可能会感到疲倦，需要更多的休息。通常，患儿可能在术后 4 ~ 6 周逐渐恢复正常的学习或工作活动。

在恢复期间，可能需要定期复查，以监控术后恢复情况和癫痫的控制情况。如果手术后患儿出现任何不适，如头痛、恶心、疲劳或癫痫发作，应及时联系医生。

重要的是，患儿和家属应严格遵循医生的指导和建议，不要急于返回学校或参加日常活动，以免影响恢复。在患儿感到身体状况良好，医生确认可以恢复正常活动后，才可以上学。在实际操作中，与学校沟通，确保有适当的支持和调整，也是重要的一部分。

做完癫痫手术后需要注意什么？

癫痫手术后的恢复过程和注意事项可能因手术类型和个人差异而异，以下是一些普遍适用的建议。

（1）遵循医嘱：术后医生会给出详细的指示，包括休息时间、药物管理、伤口护理和后续访问计划。

（2）伤口护理：保持手术切口干燥和清洁，避免感染。按照医生或护士的指示处理伤口。

（3）逐步恢复活动：术后可能需要一段时间的休息。医生会建议何时可以逐渐恢复日常活动。避免剧烈运动和重体力劳动，直到医生认为恢复得足够好。

（4）注意药物管理：即使手术后癫痫发作得到控制，医生可能会建议继续服用抗癫痫药物一段时间。确保按时服药，并与医生讨论服用药物后的变化。

（5）监测癫痫发作：记录任何发作的情况，并告知医生。在某些情况下，术后仍可能发生癫痫发作。

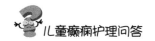
（6）避免潜在触发因素：尽可能避免已知的癫痫发作触发因素，如睡眠不足、酒精、闪烁的灯光等。

（7）营养和水分：保持均衡饮食，确保充足的水分摄入，以支持恢复过程。

（8）心理支持：手术和癫痫本身可能会对心理健康产生影响。如果感到焦虑、抑郁或有其他心理健康问题，请寻求专业帮助。

（9）避免独自洗澡或游泳：在完全恢复之前，避免在没有人陪伴的情况下洗澡或游泳，以防在发作时无人施救。

（10）定期随访：定期访问医生，以评估恢复情况和调整治疗计划。

什么是 Wada 试验？

Wada 试验又名颈内动脉异戊巴比妥试验，是一种神经心理学评估方法，用于确定大脑中语言和记忆功能的偏侧化，即这些功能主要由大脑的哪一侧控制。这项试验是由神经学家 Juhn Wada 在 20 世纪 40 年代首次引入的，因此得名。

1. Wada 试验适应证

Wada 试验可用于术前语言优势半球定侧、癫痫灶定侧、预测颞叶切除术后患者的记忆功能、预测术后发作缓解等，以帮助医生评估手术可能对患儿的语言和记忆功能造成的影响。这对于手术规划和降低术后认知功能损失的风险至关重要。若患儿为左利手或其家族成员有左利手史，有早期左侧半球损害，神经心理学测验结果和头皮脑电图监测结果不符，双侧脑电图均不正常，都可以行 Wada 试验。

2. Wada 试验过程

（1）患儿在局部麻醉下保持清醒，并在 X 线引导下插入导管至颈动脉。

（2）通过导管注射异戊巴比妥钠或其他短效麻醉药，如丙泊酚等，能够短暂地关闭大脑的一侧（通常是左侧或右侧颞叶），模拟该侧大脑的功能丧失。

（3）当一侧大脑被药物影响时，神经外科医生会对患儿进行一系列语言和记忆测试。

（4）在测试的同时，医生会观察和记录患儿的表现，以判断哪一侧大脑主要负责语言和记忆功能。

（5）测试完成后，药物效果消失，患儿的大脑功能将恢复正常。

3. Wada 试验风险

Wada 试验对于手术前的风险评估非常重要，但由于它是一种有创性的测试，可能会带来风险，如感染、出血；还有一些麻醉药物可能带来的不良反应，包括眼痛、颤抖、面部扭曲、流泪、发笑和情感淡漠、意识错乱、不随意运动或头眼偏转、肌张力增高、伴有抽搐和节律性运动等。

随着医学技术的发展，非侵入性的脑功能成像技术（如功能性磁共振成像）已经开始用来确定优势半球，这些非侵入性方法减少了患儿的风险，并且让患儿更为舒适。但目前还没有一种方法可以完全取代 Wada 试验。

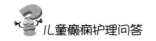

迷走神经刺激术后该如何护理？

迷走神经刺激是一种治疗某些类型癫痫和抑郁症的神经调节疗法。迷走神经刺激器通过定期向迷走神经发送电脉冲，以此来影响大脑中与情绪和癫痫发作相关的区域。迷走神经是人体最长的脑神经之一，它在调节多种身体功能，包括心率、消化和情绪方面发挥作用。迷走神经刺激器通过定期发送电脉冲来刺激迷走神经，从而影响大脑的某些部分及与癫痫发作相关的神经通路。

1. 作用机制

迷走神经刺激控制癫痫的具体机制和原理尚未完全清楚，但以下是一些可能的机制。

（1）抑制神经元的兴奋性：迷走神经刺激可能通过降低大脑中神经元的兴奋性来减少癫痫发作。这种抑制作用可能是通过增加抑制性神经递质的释放（如 γ- 氨基丁酸）或减少兴奋性神经递质（如谷氨酸）的释放而实现的。

（2）改变神经网络：迷走神经与大脑中多个区域相连，包括那些参与调节情绪和认知功能的区域。迷走神经刺激可能通过改变这些神经网络的活动来减少癫痫发作的频率和强度。

（3）影响大脑的节律：迷走神经刺激可能通过调整大脑的电生理节律来减少癫痫发作。这可能涉及改变脑电波的同步性，从而降低发作的可能性。

（4）调节自主神经系统：迷走神经在调节自主神经系统中发挥重要作用。迷走神经刺激通过改善自主神经系统的平衡，可能间接影响癫痫发作的发生。

（5）神经保护效应：长期使用迷走神经刺激器可能具有神经保护作用，有助于减少神经损伤和促进神经功能的恢复，这可能有助于减少长期的癫痫发作。

2. 适应证

（1）难治性癫痫：这是迷走神经刺激最常见的适应证。它适用于那些对至少两种抗癫痫药物不起作用的患者，尤其是那些不适合或不愿意接受手术治疗的患儿。

（2）抑郁症：迷走神经刺激也被用于难治性抑郁症患儿，即那些对传统抗抑郁疗法（包括药物和心理治疗）无效的患儿。

考虑迷走神经刺激治疗之前，通常会评估患儿的整体健康状况、病史、以前的治疗效果及潜在的风险和好处。需要注意的是，虽然迷走神经刺激可以帮助降低癫痫发作的频率和强度，但它通常不会完全消除发作。在抑郁症治疗方面，迷走神经刺激可能需要几个月的时间才能显示出效果，并且它通常是作为其他治疗方法的补充使用。

3. 禁忌证

曾行双侧或左侧迷走神经切断术是迷走神经刺激治疗的禁忌证；既往如有心肺疾病，应该在植入前接受更仔细的评估。

4. 基本的术后护理要点

（1）病情观察：医生、护士会观察术后有无局部血肿，患儿可能存在短暂的声音嘶哑、音调改变、咳嗽、喉咙痒感等，这些不良反应会逐渐减少。

（2）伤口护理：保持伤口干燥和清洁是非常重要的。通常，

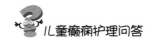

医生会在术后 3 天为患儿更换敷料，如果过程中有污染或汗液、潮湿会随时更换，避免用力擦洗或直接用水冲洗伤口。

（3）观察伤口愈合：注意伤口是否有红肿、流脓、出血或其他感染迹象。如果有任何异常，及时报告医护人员。

（4）药物管理：根据医生的指导服用任何处方药物，如止痛药或抗生素。

（5）活动限制：在恢复期间，可能需要限制某些活动，避免负重或剧烈运动，直到医生认为可以恢复正常活动。

（6）跟踪症状：家长要记录任何癫痫发作的变化，包括发作的频率、持续时间和强度。这有助于医生评估迷走神经刺激的效果并调整治疗方案。

（7）定期检查：定期检查，以便医生监控患儿的恢复进展和迷走神经刺激器的设备功能。

（8）注意电子设备的影响：某些电子设备可能会干扰迷走神经刺激器的功能，了解哪些设备可能会产生干扰，并避免接触。

（9）紧急情况准备：家长及照顾者需了解在出现紧急情况时，如何使用迷走神经刺激器的磁铁进行干预，以及何时需要寻求医疗帮助。

什么是经颅磁刺激？

经颅磁刺激是一种非侵入性的神经调节技术，它利用磁场来刺激大脑中的特定区域。经颅磁刺激通常用于治疗抑郁症，特别是在患儿对传统药物治疗没有良好反应时。此外，经颅磁刺激也被用于研究和治疗其他神经精神疾病，如焦虑症、强迫症、注意缺陷多动障碍和某些类型的慢性疼痛。

经颅磁刺激治疗过程中，医生会将一个线圈放置在患儿头皮的特定部位上，线圈会产生短暂的磁脉冲，穿透头皮和颅骨，直接作用于大脑的神经细胞。这些磁脉冲可以增加或减少特定脑区的神经活动，从而影响情绪和行为。

治疗通常在门诊进行，不需要麻醉，患儿在治疗过程中保持清醒。一个标准的经颅磁刺激疗程可能包括每周 5 次、持续 4 ~ 6 周的治疗。每次治疗持续 30 ~ 60 分钟。

经颅磁刺激治疗的不良反应通常较少，最常见的不良反应包括治疗部位的轻微疼痛或不适、头痛、头皮的刺痛感或抽搐。在极少数情况下，经颅磁刺激可能会引发癫痫发作。然而，总体来说，经颅磁刺激被认为是安全的，且对某些患儿来说是一种有效的治疗选择。

在开始经颅磁刺激治疗前，医生会进行详细评估，以确保患儿适合接受这种治疗，并没有任何禁忌证（如金属植入物、心脏起搏器等）。

术前评估为什么需要做长程视频脑电图？

术前评估中进行长程视频脑电图监测的目的是更准确地定位

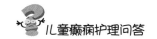

癫痫发作的起源区域及了解发作的类型和特征。这对计划进行癫痫手术的患儿来说尤为重要。下面列出了长程视频脑电图在术前评估中的几个关键作用。

（1）确定发作起源：长程视频脑电图可以帮助医生确定癫痫发作的确切起始点，这对于手术成功至关重要。手术目的通常是移除或断开发作起源区域，以减少或消除发作。

（2）发作模式分析：通过长时间的监测，医生可以收集到多次发作的数据，分析发作的模式和特征，这有助于更好地理解患儿的癫痫状况。

（3）确认发作类型：不同类型的癫痫发作可能需要不同的手术策略。长程视频脑电图可以帮助确认患儿的发作类型，从而制订个性化的手术计划。

（4）映射大脑功能区域：在手术中，医生需要避免损害大脑的关键功能区域，如语言和运动区域。长程视频脑电图监测有时可结合功能性大脑成像技术使用，以帮助映射这些重要区域。

（5）优化药物治疗：长程视频脑电图监测期间，医生可能会调整或停用抗癫痫药物，以促使发作的发生，从而更好地识别发作起源区域。这也可以帮助确定最有效的药物治疗方案。

（6）风险评估：通过详细了解癫痫发作的特征和起源，医生可以更准确地评估手术的风险和潜在益处，与患儿家长讨论手术可能带来的改善和风险。

（7）鉴别诊断：长程视频脑电图还可以帮助鉴别非癫痫性发作（如心源性晕厥、心理性非癫痫性发作等），从而确保只有真正患有癫痫的患儿才会接受手术治疗。

长程视频脑电图监测通常在专门的癫痫监测单元进行，可以提供关于发作起源和传播的关键信息，这对于手术成功和患儿术后发作控制至关重要。

做长程视频脑电图需要准备什么？有什么需要注意的吗？

进行长程视频脑电图监测时，患儿和家属需要了解一些准备事项和注意事项，以确保监测过程顺利进行，并获得准确的数据。以下是一些基本的准备和注意事项。

1. 准备事项

（1）医嘱遵循：在监测之前或监测过程中，医生可能会给出特定的指示，如是否需要调整或停用当前的抗癫痫药物，以促使发作的发生，但需注意一定要听从医生的安排，因为停药或减药后医护人员会采取一定的措施。

（2）个人卫生：在监测前洗头，不使用护发素或其他护发用品，以确保脑电图电极能够良好地黏附在头皮上。

（3）睡眠调整：医生可能会建议在监测前一晚减少睡眠时间，以增加发作发生的可能性。

（4）衣着舒适：穿着宽松舒适的衣物，方便在监测期间穿脱，尽量不要穿花色或彩色衣服。

（5）准备必需品：因为长程视频脑电图可能需要连续监测几天到一周，所以患儿应该准备好足够的衣物、个人卫生用品及其

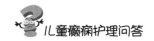
他生活必需品。

2. 注意事项

（1）活动限制：在监测期间，患儿的活动范围会受到限制，以确保设备能够持续记录数据。

（2）保持安全：为了安全起见，床边可能会有护栏，并且在发作时可能需要医护人员的协助。

（3）配合录像：监测期间，患儿的行为和活动会被录像，以便与脑电图数据同步分析。

（4）发作记录：家属或患儿可能需要按下一个按钮来标记发作的开始，或者记录发作的具体症状。

（5）耐心等待：可能需要等待数天才能捕捉到发作，因此患儿和家属需要有耐心。

（6）遵循医嘱：在监测期间，患儿应遵循医护人员的所有指示，包括保持头部电极的干净和干燥。

（7）心理准备：患儿应该对可能发生的发作有心理准备，并了解这是为了更好地诊断和治疗而进行的必要步骤。

在长程视频脑电图监测之前，医生或护士通常会提供详细的指导和支持，帮助患儿和家属理解整个过程，并准备好应对监测期间可能遇到的情况。

做脑电图期间一直不发作怎么办？

如果在进行脑电图检查时癫痫患儿没有发作，可能会难以捕捉到发作相关的脑电活动异常。这种情况下，医生可能会采取以下几种方法来提高检测到异常脑电活动的可能性。

（1）长时间监测：进行长时间的脑电图监测（如 24 小时或更长时间的视频脑电图监测），以增加记录自然发作的机会。

（2）剥夺睡眠：由于某些类型的癫痫发作与睡眠周期有关，因此可能需要剥夺睡眠来提高检测到异常的可能性。

（3）诱发技术：脑电图技术人员可能会使用特定的刺激，如闪光刺激或深呼吸、睁闭眼试验、过度换气等来诱发癫痫发作。这些刺激可能会引起脑电图上的异常变化，即便是患儿没有临床发作的情况。

（4）药物减量：在医生的指导下，有时会暂时减少或停用抗癫痫药物，以增加发作的可能性，从而在脑电图上捕捉到异常活动。这种方法必须在医疗和护理监督下进行，因为它可能增加发作的风险或诱发癫痫持续状态，因此，一定要在住院且有急救设备和设施的病房内进行。

（5）非侵入性大脑成像技术：如功能磁共振成像或正电子发射体层成像，可以帮助识别大脑中可能与癫痫相关的异常区域。

（6）侵入性监测：在某些情况下，如果非侵入性测试无法提供足够的信息，可能需要进行侵入性脑电图监测，如颅内深部电极，通过在大脑表面或内部直接放置电极来记录脑电活动。

（7）临床评估：即使脑电图结果正常，医生也会考虑患儿的病史、发作类型和频率及其他诊断信息来综合评估患儿的情况。

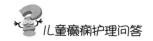

脑电图可以记录到晚上的睡眠障碍吗？

长程视频脑电图监测可以用来记录和评估睡眠障碍。该技术结合了持续的脑电图记录和视频监控，因此能够在夜间捕捉和分析患儿的脑电活动及身体动作。

长程视频脑电图对于诊断各种睡眠期间的异常事件，如睡眠中的癫痫发作、睡眠行为障碍（如梦游和快速眼动睡眠行为障碍）、周期性四肢运动障碍、睡眠呼吸障碍等是非常有用的。通过监测患儿在自然睡眠状态下的脑电活动，医生可以观察到与睡眠障碍相关的特定脑电图模式。

在监测期间，医护人员会记录患儿的睡眠模式，包括睡眠的各个阶段、睡眠中断、夜间觉醒的次数和持续时间等。此外，视频记录能够帮助识别身体动作和行为，这些信息对于诊断某些睡眠障碍是必需的。

脑电图没有记录到发作症状，但是异常放电频繁，可以减药吗？

关于是否可以减少抗癫痫药物的剂量，这是一个需要由专业医疗人员根据个体情况进行评估的决定。通常，医生会综合考虑多种因素，包括但不限于以下几类。

（1）发作频率和严重性：如果患儿已经有较长时间没有发作，医生可能会考虑调整药物剂量。

（2）脑电图结果：即使没有临床发作症状，脑电图上频繁的异常放电可能表明仍存在较高的发作风险。

（3）抗癫痫药物的副作用：如果患儿因为药物剂量过高而出现不良反应，医生可能会调整药物剂量。

（4）患儿的整体健康状况和生活质量。

（5）患儿和家属的意愿及对治疗的期望。

在考虑减药之前，医生通常会仔细评估患儿的整体状况，包括发作控制情况、药物副作用，以及脑电图等检查结果。如果医生认为有可能调整药物剂量，他们会提供一个缓慢减药的计划，并在整个过程中密切监测患儿的症状和脑电图变化。擅自改变药物剂量可能会引起发作的再次发生或其他不良后果。

什么样的波形是异常放电？

脑电图是一种记录大脑电活动的检查方法，它可以帮助医生发现大脑中可能存在的异常电活动。在脑电图中，异常放电可以表现为多种不同的波形，这些波形可能与特定类型的癫痫发作或其他神经系统疾病相关。以下是一些常见的异常放电波形。

（1）尖波：尖波是一种突然出现的、持续时间短暂（通常小于70毫秒）的高振幅波形，它比正常脑电活动更尖锐、更突出。

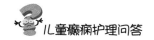

尖波通常与癫痫发作相关。

（2）尖慢波复合体：尖慢波复合体是尖波后面紧跟着一个慢波的波形，这种模式通常与某些类型的癫痫发作有关。

（3）慢波：慢波是指频率较低的脑电波，它们可能表明大脑局部或广泛区域的功能减退。慢波可能与脑损伤、肿瘤、感染、代谢障碍或药物影响有关。

（4）高振幅节律性放电：这些放电可能表明大脑某个区域的异常同步活动，它们可能与某些类型的癫痫发作有关。

（5）锐波：锐波是尖波的一种变体，持续时间通常在70 ~ 200毫秒。它们也可能与癫痫发作相关。

（6）阵发性活动：阵发性活动是指突然出现的、与正常脑电波形显著不同的活动，它可能是间歇性的或连续性的，并且可能与癫痫发作有关。

（7）异常节律：这是指脑电活动的节律出现不规则或异常模式，可能表明大脑功能受到了某种程度的损害。

需要注意的是，脑电图的解读需要由经验丰富的医生或神经生理学专家进行，因为脑电图波形的解释可能相当复杂，需要结合患儿的临床症状和其他诊断信息综合考虑。因此，如果有疑问或担忧，应咨询专业医疗人员以获得准确的诊断和适当的治疗建议。

做长程视频脑电图晚上也不能关灯吗？

在进行长程视频脑电图监测时，通常要求病房内保持一定的照明，即使是在晚上。这样做的原因包括以下几种。

（1）视频监控质量：为了确保视频监控能清晰地记录到患儿在癫痫发作期间的所有行为和动作，需要有足够的光线。这对于后续分析发作的类型和特点至关重要。

（2）发作观察：癫痫发作可能伴随微妙的肢体动作或面部表情变化，这些在暗光或无光照的条件下可能无法被准确观察到。

（3）安全考虑：保持一定的照明可以确保患者在发作时的安全，便于医护人员及时发现异常情况并进行干预。

（4）数据分析：清晰的视频记录可以帮助医生和技术人员更好地将脑电图上的异常波形与患儿的行为表现相对应，这对于准确诊断和制订治疗计划至关重要。

然而，为了照顾到患儿的睡眠质量，有时可以使用特殊的低照度摄像头或在保证安全的前提下适当调整照明条件。这些决定通常由医疗团队根据具体情况和患儿的需要来做出。

孩子做了几天脑电图，头发很难清洗怎么办呢？

脑电图检查时通常会使用一种导电膏或凝胶来固定电极并提高信号的质量。这些物质可能会粘在头发上，给清洗带来一些困难。尤其是对儿童来说，要粘贴牢固才能防止儿童随时抓扯，避免导线脱落。以下是一些清洗头发的步骤和建议。

（1）使用温水：首先用温水彻底湿润头发，如果做脑电图的时间久，湿润的时间可以更长一些，这有助于软化导电膏或凝胶。

（2）应用洗发水：涂上足量的洗发水，尤其是在有导电膏或凝胶的地方。让洗发水在头上停留几分钟，以便充分分解黏性物质。

（3）轻柔按摩：用指尖轻柔地按摩头皮，特别是粘有导电膏的区域。避免用指甲刮，因为这可能会刺激头皮。

（4）充分冲洗：用温水彻底冲洗头发，直到所有的洗发水和导电膏都被清洗掉。

（5）重复洗发：如果第一次洗发后导电膏或凝胶没有完全去除，可以重复上述过程。

（6）使用护发素：洗净头发后，可以使用护发素来帮助解开任何打结的头发，并使头发更容易梳理。

（7）温和梳理：在头发湿润的情况下，使用宽齿梳温和地梳理头发，以去除任何残留的导电膏。

（8）适当吹干：使用吹风机在低热模式下吹干头发，或者让头发自然晾干。

（9）如果导电膏或凝胶难以清除，可以尝试使用含有溶剂的产品（如某些去胶剂或油性物质，如橄榄油或润肤油），但在使用这些产品前最好咨询医生或护士，以确保不会对头皮造成刺激。在使用这些产品之后，还需要再次使用洗发水和护发素彻底清洗头发。

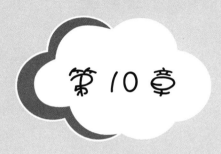

第 10 章

儿童癫痫的
日常管理

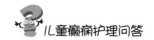

癫痫发作的诱因有哪些？在生活中如何尽量避免？

在生活中，人们可以通过一些方法尽量避免癫痫发作的诱因，以下是一些常见的诱因及相应的避免方法。

（1）缺乏睡眠：睡眠不足是癫痫发作的常见诱因。为了避免这一情况，患者应该保持良好的睡眠习惯，每天保证充足的睡眠时间，避免熬夜。

（2）情绪波动：情绪波动也是癫痫发作的一个重要诱因。患者需要学会有效地管理情绪，保持心情稳定，避免过度紧张、焦虑或者情绪激动。同时，突然受到惊吓，抑或是长期的抑郁、情绪低落也有可能诱发癫痫，生活中应该尽量避免。

（3）饮食因素：某些食物可能会诱发癫痫发作，如咖啡因、酒精、刺激性食物等。患者需要避免食用这些食物，保持饮食的清淡和营养的均衡。同时要避免暴饮暴食和长时间饥饿，保持良好的饮食习惯。

（4）过度劳累：过度劳累也是癫痫发作的一个重要诱因。患者需要适当安排学习和休息时间，避免过度劳累。

（5）触发性刺激：某些刺激物，如闪光灯、高分贝噪声等，也可能诱发癫痫发作。很多医生在做脑电图的时候会使用闪光灯刺激患者，这就是一种诱发试验。对光敏感的患者在接受闪光试验时可能会产生癫痫波，所以日常生活中，有些患者需要尽量避免接触这些刺激物，保持环境的安静和稳定。

（6）不规律的药物治疗：癫痫患者需要按时按量地服用抗癫痫药物，不要随意更改药物剂量或者停药，药物的使用务必在医生的指导下进行，突然的停药有可能造成不可挽回的严重后果。因此，癫痫患者在任何情况下都不应该私自停药。如果患者有停药的需求，应该在医生的指导下逐渐减少药物剂量，并且在医生的监督下进行。医生会根据患者的具体情况，制订合适的停药方案，以降低发作的风险。同时，按时有规律地服药，才能保持患者体内药物浓度的稳定性，因此，癫痫患者服用药物需按时按量。

（7）疾病因素和激素水平：其他疾病的发生也可能诱发癫痫，在儿童患者中最常见的就是出现发热、腹泻等症状时，有可能诱发癫痫发作。另外，在体内激素水平变化时，如青春期、孕期等，癫痫发作的发生率可能会大大增加。

总之，癫痫发作受到多种因素的影响，患者需要通过合理的生活方式和良好的自我管理来尽量避免癫痫发作的诱因。同时，患者还需要定期就诊，接受医生的指导和治疗，以保持病情的稳定。

癫痫儿童饮食有哪些注意事项？

在我国，儿童癫痫的发病率高于成人，而饮食对于癫痫儿童

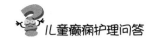

的治疗和预防具有非常重要的作用。因此，家长需要注意以下几点。

（1）合理安排饮食结构：癫痫儿童的饮食应该保持均衡，营养全面。可以多食用富含优质蛋白质的食物，如鸡蛋、瘦肉、鱼类等，同时多吃新鲜的蔬菜、水果，保持食物的多样化。

（2）注意饮食规律：癫痫儿童应该每天定时定量地进食，不要过度饮食或者饥饿过度。同时，要保证每日三餐的营养均衡，不要挑食或偏食。

（3）避免过度刺激：癫痫儿童应该避免食用过度刺激的食物，如辣椒、咖啡、可乐等，同时避免大量食用补品，如人参、鹿茸等，这些食物可能会刺激神经系统，导致癫痫发作。

（4）控制糖分摄入：糖分过高可能会引起血糖波动，从而导致癫痫发作。因此，癫痫儿童应该避免食用过多的甜食和高糖饮料。

（5）补充足够的维生素和矿物质：癫痫儿童的饮食应该包含足够的维生素和矿物质，如维生素 B_6、镁等，这些物质对于神经系统的正常运转非常重要。

（6）中医认为，癫痫发作为热邪所致，所以癫痫患儿应尽量减少食用油炸食品、羊肉、桂圆等热性食物。

总之，饮食对于癫痫儿童的预防和治疗具有非常重要的作用，家长需要注意合理安排饮食结构，保证饮食规律，避免过度刺激，控制糖分摄入，补充足够的维生素和矿物质。同时，家长应该密切关注孩子的饮食情况，及时调整饮食方案，以获得最佳的治疗效果。

癫痫儿童运动有哪些注意事项？

对癫痫儿童来说，运动对于身体和心理健康都非常重要。癫痫儿童在进行运动时需要特别注意一些事项，以确保他们的健康和安全。

（1）接受医生指导：癫痫儿童在进行运动前，应该接受专业医生的评估和指导。医生会根据孩子的具体情况，制订适合孩子的运动方案，并提供相应的建议。

（2）避免过度疲劳：癫痫儿童在进行运动时，需要避免过度疲劳。过度疲劳可能会增加癫痫发作的风险，因此父母和教练需要合理安排孩子的运动时间和强度，确保他们有足够的休息时间。

（3）采取保护措施：在进行某些高风险的运动项目时，癫痫儿童需要采取额外的安全保护措施，如佩戴头盔、护具等，以免意外受伤导致癫痫发作或突然癫痫发作导致患儿受伤。

（4）观察癫痫发作：父母和教练需要了解癫痫发作的特征和预兆，以便及时采取应对措施。在运动过程中，需要密切观察孩子的情况，一旦发现异常，立即停止运动并寻求医疗帮助。

（5）选择适合的运动项目：癫痫儿童可以选择适合他们的运动项目，如乒乓球、慢跑等，这些运动对于身体和心理健康都有益处，并且相对安全。

（6）避免过度刺激：某些运动项目可能会带来过度刺激，如高空攀岩、极限运动等，这些项目可能会增加癫痫发作的风险，

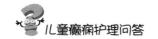

因此需要避免或者谨慎选择这些项目。

（7）定期复查：癫痫儿童在进行运动时，需要定期复查身体状况，确保病情得到有效控制，以便安全地进行运动。

总之，癫痫儿童在进行运动时需要特别注意安全，在运动的时候应该循序渐进，运动过程中注意休息并及时补充水分及电解质。父母需制订合适的运动计划，并严格遵守医生的建议和指导，以确保孩子安全地享受运动的乐趣。

癫痫儿童应该如何安排作息？

癫痫儿童的作息安排对于他们的身体和心理健康非常重要。合理的作息安排可以帮助他们维持稳定的生活节律，减少癫痫发作的风险，并有助于提高生活质量。以下是一些关于癫痫儿童作息安排的建议。

（1）规律作息：癫痫儿童应该保持规律的作息时间，包括固定的起床时间和就寝时间。规律的作息可以帮助他们维持稳定的生物钟，有助于控制癫痫发作的频率。

（2）充足睡眠：癫痫儿童需要保证充足的睡眠时间，通常根据年龄不同，儿童需要的睡眠时间也会有所不同。1 岁以内的婴儿每天的睡眠时间应达到 12 ~ 16 小时；1 ~ 3 岁儿童每天的睡眠时间应达到 11 ~ 14 小时；3 ~ 5 岁儿童每天的睡眠时间应达到 10 ~ 13 小时；6 ~ 12 岁儿童每天的睡眠时间应达到 9 ~ 12 小时；13 ~ 18 岁青少年每天的睡眠时间应达到 8 ~ 10 小时。父母需要确保孩子晚上有足够的休息时间，以帮助他们保持身体和大脑的健康。

（3）避免熬夜：熬夜可能会加重癫痫儿童的症状，因此父母需要避免让孩子熬夜。在晚上尽量避免过度的刺激，如电子产品、电视等，以便让孩子能够顺利入睡。

（4）合理安排活动时间：癫痫儿童需要适量的身体活动，但是父母需要合理安排活动时间，避免患儿过度疲劳。适当的身体活动有助于提高免疫力和促进健康，但是过度疲劳可能会增加癫痫发作的风险。

总之，通过合理的作息安排，可以帮助癫痫儿童减少癫痫发作的风险，提高生活质量。

癫痫儿童沐浴时有哪些注意事项？

癫痫儿童在沐浴时需要特别注意一些事项，以确保他们的安全。以下是一些关于癫痫儿童沐浴的注意事项。

（1）监护：癫痫幼儿在沐浴时需要有成人的监护。成人应该在旁边观察，确保他们的安全。如果癫痫儿童曾经在水中发生过癫痫发作，建议不要让他们独自进行沐浴。儿童在独自沐浴时应采用淋浴，避免紧锁浴室门，同时家长应关注儿童的沐浴时间，以免癫痫儿童在浴室中癫痫发作时不被发现。

（2）控制水温：水温应该适中，避免过热或者过冷的水。建议使用恒温的淋浴器或者浴缸，确保水温稳定。

（3）避免过长时间浸泡：癫痫儿童在水中浸泡时间不宜过长，通常建议控制在15～20分钟，避免过度疲劳导致身体不适。

（4）防滑措施：在浴室内使用防滑垫或者防滑地板，以防止癫痫儿童在浴室内滑倒受伤。特别是在浴缸或者淋浴间，需要确保地面的防滑性能。

（5）避免过度刺激：洗澡时避免使用过于刺激的沐浴液或者香皂，选择温和的清洁产品。过度刺激可能会刺激皮肤，导致不适或者过敏反应。

（6）防止溺水：癫痫儿童沐浴时需要特别小心，避免溺水的发生。成人需要随时注意孩子的情况，避免发生意外。

总之，合理的沐浴方式，可以帮助癫痫儿童安全地享受沐浴的乐趣，保持身心健康。

癫痫儿童可以走楼梯吗？

对绝大多数癫痫儿童而言，走楼梯是不会有太大问题的。有一些孩子在发作前会有先兆感觉，可能自己会坐下来。但有些时候，在上下楼梯时突然发作，导致身体失去平衡、意识模糊或丧失，就会对孩子造成危险，孩子可能会翻滚下来，造成严重外伤。所以，癫痫儿童是否可以走楼梯需要根据个体情况来决定。一般来说，如果癫痫症状得到有效控制，儿童有足够的平衡能力和肌肉控制能力，那么他们是可以走楼梯的。这需要家长或其他监护人根据孩子的具体情况来评估和决定。首先要评估癫痫发作的频率和严重程度，如果癫痫发作频率较高，或者发作时容易失去意识或肌肉控制，那么走楼梯可能存在较大的风险。在这种情况下，需要谨慎考虑是否让孩子走楼梯。其次是平衡能力和肌肉控制，癫痫儿童需要足够的平衡能力和肌肉控制能力才能安全地走楼梯。如果孩子在这方面存在较大的困难，那么需要考虑提供适当的支持和辅助，或者避免让他们走楼梯。

无论癫痫儿童是否能够走楼梯，都需要成人的监护。成人可以在旁边协助和支持孩子，确保他们的安全。做好安全措施，以减少意外发生的可能。

癫痫儿童可以做哪些体育活动？

癫痫儿童的生活和体育活动会受到一定的影响。然而，并不是所有的体育活动都会对癫痫儿童造成危险，相反，适当的体育锻炼对于癫痫儿童的身心健康非常重要。以下是一些适合癫痫儿童的体育活动。

（1）温和的有氧运动：适合癫痫儿童的有氧运动包括慢跑、快走、游泳、自行车骑行等。这些活动可以增强心肺功能、促进血液循环，对身体健康大有裨益。

（2）瑜伽：瑜伽可以帮助癫痫儿童放松身心，增强身体柔韧性和平衡感，提高注意力和集中力。

（3）轻柔的体操：一些轻柔的体操动作，如拉伸、扭转、平衡训练等，有助于增强肌肉力量和身体协调性。某些体操项目不

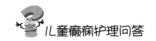

适合发作控制不好的孩子，通常建议只有那些发作得到很好控制的孩子才可以选择高低杠、单双杠、吊环等空中项目。

（4）武术和太极拳：这些传统的运动项目注重身体和心灵的平衡，通过练习可以增强肌肉力量、灵活性和平衡感。

（5）球类运动：一些非常激烈的球类运动，如打乒乓球、羽毛球、壁球等，可以锻炼协调性和反应能力，同时能增强肌肉力量。

癫痫儿童如何选择有身体接触的体育活动？

对癫痫儿童来说，选择有身体接触的体育活动需要特别谨慎。体育活动对于儿童的身体健康和社交发展非常重要，但对癫痫儿童来说，需要考虑到他们的特殊情况，以确保他们的安全和健康。以下是一些关于癫痫儿童选择有身体接触的体育活动的建议。

（1）咨询医生：在选择有身体接触的体育活动之前，家长应该首先咨询孩子的癫痫专科医生。医生可以根据孩子的癫痫类型、发作频率和严重程度，以及药物治疗情况，提供针对性的建议和指导。

（2）避免激烈身体接触：癫痫儿童通常需要避免激烈的身体接触，如橄榄球、摔跤等。这些项目容易导致意外摔倒或碰撞，增加癫痫发作的风险。而像拳击这样击打头部的运动更加不适合癫痫儿童选择。

（3）需要合适的监护：无论选择何种体育活动，癫痫儿童都需要有成人的监护。监护人可以在旁边提供支持和帮助，确保孩子的安全。

（4）安全装备：如果孩子选择参加有身体接触的体育活动，需要确保他们使用适当的安全装备，如头盔、护具等，以减少受伤的风险。

（5）定期评估：癫痫儿童的病情可能会随着时间发生变化，因此需要定期评估孩子的状况，以确保选择的体育活动仍然适合他们。

总之，选择有身体接触的体育活动对癫痫儿童来说需要谨慎考虑。家长应该咨询医生，避免激烈的身体接触，提供合适的监护和安全装备，或选择适合的非接触性运动，以确保孩子能够在体育活动中安全、健康地成长。

癫痫儿童参加体育活动的风险大吗？

1. 风险因素

癫痫儿童参加体育活动的风险取决于多种因素，包括癫痫的类型、频率、药物治疗情况，以及所选择的体育活动类型等。以下是一些可能的风险因素。

（1）发作风险：某些体育活动可能会增加癫痫发作的风险，

特别是那些需要高度集中注意力和快速反应的运动项目。例如，激烈的体育运动、高空攀岩、潜水等。

（2）意外伤害：癫痫儿童在体育活动中发生癫痫发作时，可能会面临摔倒、碰撞等意外伤害的风险。

（3）药物不良反应：部分癫痫药物可能会对儿童的运动能力和反应速度产生影响，从而增加在体育活动中受伤的风险。

2. 降低风险的建议

尽管存在一定的风险，但大多数癫痫儿童可以通过适当的体育活动来获益，而且在专业人士的指导下，可以降低风险。以下是一些降低风险的建议。

（1）选择适合的体育活动：避免高风险的体育项目，选择适合癫痫儿童的温和有氧运动、瑜伽、轻柔的体操等。

（2）专业指导：癫痫儿童在进行体育活动时，应该有专业人士的指导，确保他们的安全。

（3）个性化规划：体育活动应该根据癫痫儿童的具体情况进行个性化规划，包括发作类型、频率、药物治疗情况等。

（4）安全措施：在进行体育活动时，应该采取一些安全措施，如佩戴头盔、护具等，以降低意外伤害的风险。

综上所述，癫痫儿童参加体育活动的风险是存在的，但通过合理选择和专业指导，可以降低风险，并让他们获得体育锻炼的益处。

家长决定让癫痫儿童参加夏令营等户外活动，事先该做哪些准备？

当家长决定让癫痫儿童参加夏令营或其他户外活动时，需要提前做好充分的准备，以确保孩子在活动中能够安全、健康地参与。以下是一些准备工作的建议。

（1）与医生沟通：在决定让癫痫儿童参加夏令营之前，家长应该与孩子的癫痫专科医生进行沟通。医生可以评估孩子的癫痫状况，提供针对性的建议和指导，以确保孩子能够安全地参与活动。

（2）了解活动安排：家长需要了解夏令营或其他户外活动的具体安排和活动内容。这包括活动地点、活动时间、活动项目、住宿安排等。了解这些信息可以帮助家长评估活动的适宜程度，以及为孩子做好相应的准备。

（3）选择适合的活动：根据孩子的癫痫状况和个人喜好，选择适合的夏令营或户外活动。一些轻松的、非激烈的活动可能更适合癫痫儿童参与，如自然探索、艺术手工等。

（4）提前安排药物：如果孩子需要服用抗癫痫药物，家长需要提前准备好足够的药物携带到夏令营或户外活动地点。同时，需要确保孩子携带足够的药物剂量，以及备用的药物，以防止药物不足的情况发生。

（5）与活动组织者沟通：在孩子参加夏令营之前，家长需要

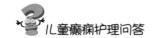
与活动的组织者进行沟通，要知道，对孩子病情最了解的人是家长，家长有义务把孩子病情向校方交代清楚，不能隐瞒病情。为了防止遗忘，建议家长按照如下内容与校方人员（如陪同老师或校医等）沟通：①发作时的表情和发作频率；②发作诱因和避免方法；③目前服药情况（药物名称、剂量、每天服用次数和方法）；④可能的严重药物不良反应及处理方法；⑤可能的发作急救处理方法（如告知自己以往的做法）；⑥发作时发生意外（如溺水、坠落等）的可能性与基本措施；⑦孩子本人对病情了解程度及自理能力。⑧其他的一些事项。家长最好事先将上述有关内容和注意事项写下来交给老师，这个对于活动过程中校方更有效地管理和照看孩子很有帮助。

（6）教育孩子自我管理：家长可以教育孩子如何自我管理癫痫病情，包括如何识别癫痫发作的前兆、如何应对发作时的情况，以及如何向他人寻求帮助等。这样可以增强孩子的自我保护意识，提高应对突发情况的能力。

（7）提供心理支持：参加夏令营或其他户外活动可能会让癫痫儿童感到紧张或焦虑，家长需要给予孩子足够的心理支持和鼓励，让他们对参与活动充满信心。

总之，让癫痫儿童参加夏令营或其他户外活动需要做好充分的准备工作。让孩子积极参与到集体活动中去，才能增加孩子的自信心，让癫痫儿童更好地融入社会。

学校要组织户外活动，癫痫儿童能否参加？

癫痫儿童参加学校组织的户外活动是一个需要慎重考虑的问题，很难只简单地用"能参加"或"不能参加"来回答。户外活动对孩子成长有许多益处。孩子可以多交朋友，可以培养独立思考、战胜困难及管理自己的能力，还能开阔视野，亲近自然，学到很多知识，增强自信等。所以，限制孩子参加此类活动显然是不合适的。但事前需要家长、医生和学校共同进行评估和准备，以确保孩子的安全和健康。

首先，家长需要与孩子的医生进行沟通，了解孩子的癫痫病情和治疗情况。医生可以根据孩子的具体情况，评估孩子是否适合参加户外活动，以及需要注意的事项。

其次，家长需要了解活动的具体安排和内容，包括活动地点、活动时间、活动项目、住宿安排等。根据活动的具体情况，评估孩子是否能够适应，并且做好相应的准备。

最后，要与活动组织者沟通，告知孩子的癫痫状况及需要特别关注的事项。这样可以让组织者了解孩子的情况，提供必要的支持和帮助。如果孩子以前从未参加过户外活动，或者孩子适应环境的能力不足，建议可以先尝试参加短期活动，如历时一个白天（不过夜）的活动，将来再考虑参加历时数天或数周的活动。

总的来说，癫痫儿童可以参加学校组织的户外活动，但是需要家长和学校做好充分的准备工作，确保孩子能够安全、健康地

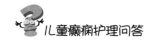

参与活动，并且度过愉快的时光。同时，学校也需要提供必要的支持和帮助，以确保癫痫儿童能够顺利参与活动。

癫痫儿童可以上学吗？

癫痫儿童是可以上学的，他们应该得到充分地支持和关注，以确保他们在学校中获得良好的教育和健康地成长。

首先，癫痫儿童上学需要得到家长和学校的充分支持。家长需要与学校密切合作，向学校提供孩子的病史和医疗情况，以便学校了解孩子的特殊需求。学校应该制订相应的应对措施，包括建立学校癫痫儿童管理计划，明确癫痫儿童的特殊需求和应对措施，培训老师和工作人员如何应对癫痫发作，提供必要的急救设备和药物等。

其次，癫痫儿童上学需要得到医生的支持和指导。家长应该与孩子的医生进行沟通，了解孩子的癫痫病情和治疗情况，并根据医生的建议制订学习和生活计划。医生可以帮助家长和学校评估孩子的病情，制订合理的治疗方案，提供必要的药物和急救措施，以确保孩子在学校中能够安全、健康地学习和成长。

再次，癫痫儿童上学需要得到老师和同学的理解和支持。老师应该对癫痫儿童的病情有所了解，提供必要的帮助和支持，包括在课堂上给予特殊关注，提供必要的帮助和支持，确保孩子能够顺利地参与学习和活动。同时，同学也应该得到老师的引导和教育，让他们了解癫痫病情，避免歧视和排斥，与癫痫儿童友好相处，共同营造一个和谐的学习环境。

最后，癫痫儿童上学需要得到社会的关注和支持。社会应该加强对癫痫儿童的关注和支持，提高对癫痫的认识和了解，消除对癫痫患者的歧视和排斥，为他们提供更多的机会和资源，让他们能够平等地学习和生活。

总的来说，癫痫儿童是可以上学的，但是需要家长、学校、医生、老师、同学和社会的共同努力和支持。只有通过大家的共同努力，才能够为癫痫儿童创造一个安全、健康、和谐的学习环境，让他们能够获得良好的教育，健康地成长。

癫痫患儿遭到同学或伙伴嘲笑和孤立时该怎么办？

很多情况下，只有在对癫痫不了解或者内心对患儿发作很害怕时，其他孩子才会嘲笑或孤立患儿。如果是这种情况，家长和老师商量后，可以安排全班同学进行一次癫痫教育活动，让大家了解癫痫到底是什么。具体方式可以有多种，例如，请医生、患儿家长或成年癫痫患者给同学们讲解，也可通过录像、光盘等资料进行宣教。这样，其他孩子就会正常看待患儿了。他们会逐渐认识到患儿得了可以医治的疾病，就如同我们有时会感冒发热一样，只不过这种病的表现比较特殊罢了，患儿也不是故意要发作的，每次发作一会儿就停止了。同学或伙伴们就会逐渐接近患

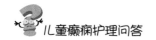
儿，不再取笑或孤立患儿，甚至有些孩子还会主动帮助患儿，尤其是在发作时。家长也可在家长群里说明孩子的情况，得到其他家长的帮助和理解，让其他家长教育孩子正确面对患有癫痫的同学，给予他们关爱。如果患儿遭到了嘲笑或孤立，父母应该及时和患儿交流沟通，这样孩子心理压力就会减轻些。实际上，每个人都有过被别人嘲笑的经历，可以安排患儿的好朋友或同学来讲述类似经历。还可以请一些同学来家里和孩子一起玩儿，让患儿感到不是所有的同学都有"敌意"。同时，尽量让孩子拥有一个强大的内心，学会面对不同的人群，才能在将来独立面对社会的方方面面。另外，和校方进行沟通和交流也很有必要，家长可以提出要求，学校有责任教育好其他孩子，避免其他孩子做出过激行为，甚至校方在必要时要明确表态，将对违规者进行严肃处理。

影响癫痫儿童求学（受教育）的因素主要有哪些？有什么建议？

1. 影响癫痫患儿求学（受教育）的因素

（1）癫痫类型和频率：不同类型和频率的癫痫发作对儿童的学习和生活都会产生不同程度的影响。例如，癫痫发作频率高的儿童可能需要更多的时间来康复，而癫痫发作类型严重的儿童可能需要更多的治疗和康复时间，这些都会影响到他们的学习和生活。

（2）抗癫痫药物的不良反应：抗癫痫药物治疗是治疗癫痫的主要手段，但是这些药物也会产生不良反应，包括注意力不集中、记忆力下降、情绪波动等，这些都会影响到儿童的学习和生活。

（3）学校和教师的态度：学校和教师的态度对儿童的学习和生活也有很大的影响。如果学校和教师能够理解和支持癫痫儿童，提供适当的帮助和支持，那么儿童的学习和生活将会更加顺利。

（4）家庭环境和支持：家庭环境和支持也是影响癫痫儿童学习和生活的重要因素。如果家庭能够提供足够的关爱和支持，帮助儿童克服困难和挑战，那么儿童的学习和生活将会更加成功。

（5）其他身体和心理健康问题：癫痫儿童也可能存在其他身体和心理健康问题，如注意缺陷多动障碍、抑郁症等，这些问题也会影响到儿童的学习和生活。

2. 帮助癫痫儿童持续学习的建议

（1）选择合适的治疗方案：根据儿童的具体情况，选择合适的治疗方案，包括抗癫痫药物治疗、手术治疗、脑电生物反馈疗法等，以尽可能地减少癫痫发作的频率和影响。

（2）加强家庭教育：家庭应该加强对儿童的关爱和支持，鼓励他们积极参与学习和生活，帮助他们克服困难和迎接挑战。

（3）提供适当的学习环境：学校和教师应该提供适当的学习环境，包括减少噪声、提供足够的休息时间、提供适当的学习材料等，以帮助儿童更好地学习和生活。

（4）加强心理健康支持：儿童的心理健康也是非常重要的，

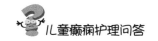

学校和家庭应该提供适当的心理健康支持，帮助儿童克服心理障碍，提高自信心和自尊心。

总之，影响癫痫儿童求学的因素是多方面的，需要综合考虑，采取针对性的措施，帮助儿童更好地学习和生活。

为帮助癫痫患儿学习，老师和同学应该掌握哪些癫痫基本知识？

要保证癫痫患者学习顺利，老师和同学们需要掌握以下基本知识。

（1）癫痫的基本知识：老师和同学们需要了解癫痫是一种慢性的神经系统疾病，其特征是反复出现的癫痫发作。他们需要了解癫痫的症状、发作的原因、治疗方法，以及如何在发作时进行紧急处理。

（2）癫痫的常见症状：了解癫痫发作的常见症状，包括意识丧失、肢体抽搐、口吐白沫等，以便在发作时能够及时识别并采取相应的紧急措施。

（3）癫痫患者的特点：了解癫痫患者可能存在的特点，如注意力不集中、记忆力减退、情绪波动等，以便能够更好地理解和支持他们。

（4）如何应对癫痫发作：老师和同学们需要学习如何应对癫痫发作，包括在发作时保持冷静、确保患者的安全、将患者头偏向一侧以免误吸，以及不用力约束患者、清除周围的危险物品、不要围观患者等。

（5）支持和理解：了解癫痫患者在学习和生活中可能面临的困难和挑战，给予他们足够的支持和理解，鼓励他们积极面对学习和生活。

（6）应对歧视和误解：老师和同学们需要了解癫痫患者可能面临的歧视和误解，提倡尊重和包容，避免对癫痫患者进行不当的言行攻击。

（7）紧急处理和急救知识：老师和同学们需要学习基本的紧急处理和急救知识，以便在癫痫发作时能够及时提供帮助和支持。

（8）与家长的沟通：与癫痫患者家长建立良好的沟通渠道，了解患者的特殊情况和需求，共同为患者提供更好的学习和生活环境。

通过掌握以上基本内容，老师和同学们可以更好地理解和支持癫痫患者，为他们提供一个更加包容和支持的学习和生活环境，帮助他们顺利完成学业，融入学校和社会。

癫痫儿童正在上中学，该如何考虑孩子将来的工作问题？

癫痫儿童的父母应该提前规划孩子将来的职业问题。在中学尤其是高中阶段就考虑职业规划会很有帮助。一般而言，发作得

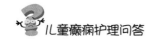

到很好控制的孩子在选择职业方面并无特殊限制。如果发作控制得不理想，选择某些职业则会受到一些影响。所以，最好在规划前咨询一下医生，就孩子所患癫痫的预后情况做大致判断。对于那些既有癫痫又有发育障碍（脑瘫、智力障碍）的孩子，将来求职机会要少些，往往需要来自家庭、学校、医疗机构、企业乃至于全社会各方面的支持。

以下是一些需要考虑的因素。

（1）职业选择：癫痫患者在选择职业时需要考虑职业对癫痫的影响。一些职业可能对癫痫患者的健康和安全有较高要求，如驾驶员、操作机械的工作等，需要避免从事这类职业。而一些较为安全的职业，如文职工作、办公室工作等则更适合癫痫患者。

（2）工作环境：选择工作时需要考虑工作环境对癫痫患者的影响。需要选择一个相对轻松、安全的工作环境，避免长时间的高压、高强度工作。

（3）工作弹性：尽量选择工作弹性较大的职业，以便在癫痫发作时能够有更多的自由安排时间，进行治疗和调整。

（4）社会支持：在职场上，癫痫患者需要得到来自雇主和同事的理解和支持。雇主应提供相对安全和安静的工作场所，并能及时为患者提供一些特殊的帮助，同事应尊重和理解癫痫患者的特殊情况。

（5）职业发展：癫痫患者在选择职业时需要考虑职业的发展前景和机会，选择一个能够提供稳定和长期发展的职业，以便能够有更好的经济基础和生活保障。

（6）自我管理：癫痫患者在工作中需要学会自我管理，包括合理安排工作和休息时间、按时服药、避免过度疲劳等，以保证工作和生活的质量。

　　总之，提前积极进行符合现实的、循序渐进的规划常会有较好的结果。很多时候，对这些孩子而言，将来是否能够掌握某些技能或养家糊口的能力可能并不重要，通过工作与社会接触、获得自信可能更重要些。其实，在中学时期如果有可能，父母也可以尝试让孩子做些零工（计时付工资的工作）。这样不仅可以得到物质回报，更重要的是有机会接触社会，了解工作纪律，接受某些技能培训，孩子会变得更独立些，也会让孩子有一种"自食其力"的成就感和满足感。另外，通过打工，还可以发现自己的兴趣或长处所在，为将来的职业选择提供参考。

家长是否应该鼓励癫痫患儿和伙伴们一起玩耍？

　　家长应该鼓励癫痫患儿和伙伴们一起玩耍，但在鼓励的同时需要注意一些特殊情况和安全问题。

　　首先，鼓励癫痫患儿和伙伴们一起玩耍有助于提升患儿的社交能力和心理健康水平。与同龄人一起玩耍可以帮助患儿建立友谊、增强自信心，促进他们的身心健康发展。这对癫痫患儿来说尤为重要，因为他们可能会因为疾病而感到孤独和自卑，与伙伴们一起玩耍可以帮助他们更好地融入集体，减少心理压力。

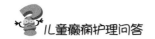

其次，家长需要在癫痫患儿和伙伴们一起玩耍时关注患儿的身体状况和安全问题。在玩耍过程中，家长可以提前告知伙伴们患儿的特殊情况，让他们了解在玩耍时如何保护患儿的安全。同时，家长也需要密切关注患儿的身体状况，确保他们在玩耍过程中的安全。

再次，家长还应该教育伙伴们如何应对癫痫发作。家长可以向伙伴们介绍癫痫的基本知识，让他们了解如何在癫痫发作时给予正确的帮助和支持，这样可以降低患儿在玩耍过程中发生意外的风险。

最后，家长还需要鼓励癫痫患儿参与适合他们的活动。有些活动可能并不适合癫痫患儿，家长需要根据患儿的具体情况，选择适合他们参与的活动，并在活动中给予适当的支持和鼓励。

总之，家长应该鼓励癫痫患儿和伙伴们一起玩耍，这有助于患儿的社交能力和心理健康。

癫痫儿童要和其他伙伴们一起玩耍，家长该如何做？

家长在癫痫儿童和其他伙伴一起玩耍时，需要做到以下几点。

（1）提前沟通：家长可以提前和其他伙伴的家长进行沟通，告知他们孩子的癫痫病情及在玩耍时可能需要的特殊关照。让其他家长了解孩子的疾病情况，增加对孩子的理解和支持。

（2）教育伙伴：家长可以向其他伙伴和他们的家长介绍癫痫的基本知识，让他们了解癫痫发作的表现和正确的应对方法。这样可以增加其他伙伴对癫痫儿童的理解和支持，减少可能出现的误解和恐慌。

（3）提供支持：在孩子和其他伙伴一起玩耍时，家长可以提供必要的支持和监督，确保孩子在玩耍过程中的安全。家长可以在旁边观察孩子的情况，提供必要的帮助和支持，特别是在孩子出现癫痫发作时，家长需要及时给予帮助。

（4）鼓励孩子参与适合他们的活动：有些活动可能并不适合癫痫儿童，家长需要根据孩子的特殊情况，选择适合他们参与的活动，并在活动中给予适当的支持和鼓励。

（5）培养自理能力：家长可以在孩子和其他伙伴一起玩耍时，适当培养孩子的自理能力。让孩子学会独立处理一些小问题，提高他们的自我管理能力，同时能增强他们在玩耍中的自信心。

总之，家长在癫痫儿童和其他伙伴一起玩耍时，需要提前沟通、教育伙伴、提供支持、鼓励参与适合的活动，并适当培养孩子的自理能力，以确保孩子在玩耍过程中能够安全、快乐地成长。

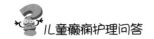

患儿在睡觉时癫痫发作，会有哪些危险？

在睡觉时癫痫发作可能会面临一些危险，主要包括以下两个方面。

（1）窒息危险：在癫痫发作时，孩子可能会出现口吐白沫、舌头咬伤等情况，也可能会出现呼吸困难或者窒息的情况，特别是在睡眠中发作时，这种危险可能会更加严重。

（2）意外伤害：在睡眠时发作，孩子可能会因为发作导致意外伤害，比如碰到床边或者其他物品，甚至是摔下床等。摔倒或者碰撞，可能会造成头部或者其他部位受伤。

为避免危险，家长需要采取相应的预防措施，确保孩子在发作时能够得到及时的帮助，并且睡眠环境要尽量保证安全，以减少发生意外的可能。

癫痫儿童在睡觉时如何避免发生意外？

癫痫儿童在睡觉时避免发生意外是非常重要的，以下是一些建议。

（1）安全睡眠环境：确保孩子的睡眠环境安全，床上不要有尖锐的物品或者硬物，以免在发作时造成伤害。

（2）佩戴警报器：有些家长会选择给癫痫儿童佩戴癫痫发作警报器，一旦发作，可以及时通知家长或者其他照顾者。

（3）监控睡眠：如果孩子的癫痫发作在睡眠中较为频繁，家长可以考虑在孩子的房间内安装监控摄像头，以便及时发现发作并进行处理。

（4）床边护栏：对于一些容易在睡眠中发生癫痫发作的孩子，家长可以考虑在床边安装护栏，以防止孩子在发作时从床上摔下。

（5）定期检查：定期检查孩子的睡眠环境，确保床铺、枕头等物品的安全性，避免因为杂物或者不合适的床上用品而发生意外。

（6）安排睡眠监护：如果孩子的癫痫发作较为频繁或者严重，家长可以考虑安排专人在孩子睡觉时进行监护，以确保在发作时能够及时采取措施。

总的来说，癫痫儿童在睡觉中避免发生意外需要家长做好充分的安全准备，包括确保睡眠环境的安全、佩戴警报器、监控睡眠、安装床边护栏等。同时，定期检查孩子的睡眠环境，并根据孩子的具体情况采取相应的安全措施。

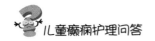

癫痫儿童从事水上运动时应注意哪些事项？

癫痫儿童从事水上运动时，家长或其他监护人需要特别注意以下事项。

（1）监督：癫痫儿童在水上运动时，需要有成年人进行全程监督。这可以确保在发作时能够及时施以援手，避免发生意外。

（2）选择合适的水域：选择一个安全的水域进行水上运动，最好是有专业救生员的游泳池或者有救生设备的海滩。

（3）佩戴救生设备：癫痫儿童在水上运动时，应该佩戴合适的救生设备，比如救生衣或者浮板，以确保在发作时能够保持在水面上。

（4）警报器：如果孩子在水上运动时容易发作，可以考虑给孩子佩戴癫痫发作警报器，一旦发作，可以及时通知监护人。

（5）了解孩子的病情：家长或其他监护人需要充分了解孩子的癫痫病情，包括发作的频率、持续时间、常见的发作症状等，以便在水上运动时能够更好地应对。

总的来说，癫痫儿童在水上运动时需要特别注意安全，家长或其他监护人需要全程监督，选择合适的水域，确保孩子佩戴救生设备，并了解孩子的病情，以便在发作时能够及时采取措施。

在野外环境中，癫痫儿童应该注意哪些安全问题？

在野外环境中，癫痫儿童需要特别注意以下安全问题。

（1）监护人陪同：癫痫儿童在野外活动时，最好有成年人陪同，以便在发作时提供及时援助。

（2）避免单独活动：癫痫儿童应该避免独自进行野外活动，尤其是在山地、森林等环境中，以免在发作时无人帮助。

（3）随身携带急救信息：癫痫儿童应该随身携带身份信息，包括姓名、联系方式、医疗记录及紧急联系人信息等，以便在发作时能够及时获得帮助。

（4）考虑孩子的体能：在野外活动中，要根据孩子的体能和健康状况选择适当的活动强度和时间，以免过度疲劳引发癫痫发作。

（5）避免危险活动：癫痫儿童应该避免进行高风险的活动，比如攀岩、溜索等，以免在发作时发生意外。

（6）注意环境安全：在野外环境中，癫痫儿童需要注意地形、植被等环境因素，避免发生摔倒、碰撞等意外。

总之，在野外环境中，癫痫儿童需要特别注意安全问题，家长或其他监护人需要全程监护，确保孩子在活动中能够得到安全保障。

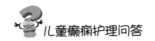

在日常生活中，癫痫儿童如何避免登高时发生意外？

癫痫儿童在日常生活中登高时需要特别注意安全，家长或其他监护人可以采取以下措施来帮助他们避免发生意外。

（1）监督：在孩子登高时，家长或其他监护人需要全程监督，确保孩子在发作时能够得到及时援助。

（2）佩戴警报器：可以考虑给孩子佩戴癫痫发作警报器，一旦发作，可以及时通知监护人。

（3）避免单独活动：癫痫儿童在登高时应避免独自活动，尤其是在悬崖、高楼等危险环境中。

（4）选择安全的登高活动：家长可以选择相对安全的登高活动，比如在有专业救援人员的攀岩场所进行攀岩活动，或者在有安全护栏的观景台上观赏风景。

（5）学习安全技能：家长可以教孩子一些登高时的安全技能，比如正确使用登山绳索、攀爬技巧等，以增强孩子在登高时的安全意识和应对能力。

（6）了解孩子的病情：家长或其他监护人需要充分了解孩子的癫痫病情，包括发作的频率、持续时间、常见的发作症状等，以便在登高时能够更好地应对。

总的来说，癫痫儿童登高时需要特别注意安全，家长或其他监护人需要全程监护，确保孩子在活动中能够得到安全保障。同时，家长可以根据孩子的病情和个体情况采取相应的安全措施，以帮助他们避免在登高时发生意外。

癫痫儿童在日常娱乐活动中该注意哪些安全事项？

癫痫儿童在日常娱乐活动中需要特别注意安全，家长或其他监护人可以采取以下措施来帮助他们确保安全。

（1）监督：家长或其他监护人需要全过程监督孩子的娱乐活动，特别是在涉及一些潜在危险的活动时，比如游泳、骑车等。

（2）安全环境：确保孩子进行娱乐活动的环境安全，比如在游泳时要选择有救生员的游泳池或者海滩，骑车时要选择安全的骑行道路等。

（3）佩戴安全装备：根据活动的特点，为孩子提供相应的安全装备，比如头盔、护膝、护肘等，以减少发生意外时的伤害。

（4）避免过度疲劳：确保孩子在娱乐活动中不过度疲劳，避免疲劳引发癫痫发作，尤其是在进行体力消耗较大的活动时。

（5）学习急救知识：家长或其他监护人可以学习一些基本的急救知识，以便在发作时能够及时提供帮助。

（6）适当的活动选择：根据孩子的健康状况和病情特点，选择适合他们的娱乐活动，避免进行过于激烈或高风险的活动。

总的来说，癫痫儿童在日常娱乐活动中需要特别注意安全，

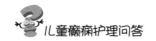

家长或其他监护人需要全程监护，确保孩子在活动中能够得到安全保障。同时，家长可以根据孩子的病情和个体情况采取相应的安全措施，以帮助他们避免在娱乐活动中发生意外。

为了避免癫痫儿童洗澡时发生意外，该如何布置浴室？

为了避免癫痫儿童在洗澡时发生意外，家长可以考虑采取以下布置浴室的安全措施。

（1）防滑地面：在浴室地面铺设防滑垫或采用防滑地砖，避免孩子在洗澡时因为滑倒而受伤。

（2）安装扶手：在浴室内适当的位置安装扶手，比如浴缸边缘或淋浴间内，以便孩子在洗澡时有额外的支撑和保护。

（3）控制水温：安装恒温器或者使用温控水龙头，确保洗澡水温度适宜，避免烫伤或者受凉。

（4）避免放置尖锐物品：将浴室内的尖锐物品，如剃须刀、剪刀等放置在孩子无法触及的地方，以免发生意外伤害。

（5）监督：在孩子洗澡时，家长或者监护人最好在旁边监督，确保孩子的安全。

（6）防水电器：将浴室内的电器设备放置在远离水源的地方，并确保它们有防水功能。

（7）教给孩子安全知识：教给孩子一些基本的洗澡安全知

识，比如如何正确使用洗澡用品、如何避免滑倒等。

总的来说，家长在布置浴室时需要考虑癫痫儿童的特殊情况，采取相应的安全措施，以减少洗澡时发生意外的可能。同时，家长也需要在孩子洗澡时给予足够的关注和监督，确保他们的安全。

癫痫儿童如何预防就餐时发生意外？

癫痫儿童在就餐时也需要特别注意安全，家长可以考虑以下预防措施。

（1）安全餐具：确保使用安全的餐具，避免使用易碎或者尖锐的餐具，以减少发生意外伤害的可能性。

（2）监督就餐：家长或者其他监护人在孩子就餐时最好在旁边监督，避免孩子在进食时发生突发的癫痫发作而导致意外。

（3）避免食用过热食物：避免给孩子食用过热的食物，以减少烫伤的风险。

（4）防止窒息：避免给孩子食用易造成窒息的食物，比如整颗坚果、硬糖等，确保食物易于咀嚼和吞咽。

（5）餐桌安全：确保餐桌稳固，避免在就餐时因为桌子不稳而导致意外。

（6）避免过度饱食：避免让孩子过度饱食，以减少消化不良或呕吐等情况发生。

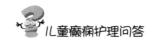

（7）急救知识：家长可以学习一些基本的急救知识，以便在发生意外时能够及时提供帮助。

总的来说，家长在孩子就餐时需要特别留意孩子的安全，避免发生意外。同时，家长也可以根据孩子的病情和个体情况采取相应的预防措施，以帮助他们避免在就餐时发生意外。

癫痫儿童可以打疫苗吗？

患有癫痫的儿童在接种疫苗时需要谨慎对待。一般来说，大多数癫痫患者都可以接种疫苗，但需要根据个体情况和医生的建议来决定。以下是关于癫痫儿童接种疫苗的一些重要信息。

接种疫苗对癫痫儿童来说是至关重要的。疫苗可以有效预防多种传染病，提高免疫力，减少患病风险。尤其是对癫痫患儿来说，他们的免疫系统可能相对较弱，更容易受到感染的影响，因此接种疫苗可以帮助他们减少疾病的发生。然而，癫痫儿童在接种疫苗时需要特别留意一些事项。

首先，需要在接种疫苗前向医生详细咨询，让医生了解孩子的癫痫病史、用药情况，以及是否存在其他潜在的健康问题。医生会根据孩子的具体情况来决定是否可以接种疫苗，以及如何安全地进行接种。

其次，一些疫苗可能会引起发热，而发热是一种可能诱发癫痫发作的因素。因此，在接种疫苗后需要密切观察孩子的情况，特别是在接种后的前几天。如果出现发热或其他异常情况，需要及时向医生报告并寻求帮助。

最后，在癫痫的发作期是不建议接种疫苗的，通常医生会建议癫痫儿童在抽搐控制 6 个月以后再接种疫苗，这样接种相对来说比较安全。

总之，癫痫儿童可以接种疫苗，但需要在医生的指导下进行，并且密切观察接种后的情况。家长需要与医生充分沟通，了解孩子的病情和接种疫苗的风险，以确保孩子在接种疫苗时能够安全、有效地保护自己免受传染病的侵害。

癫痫儿童可以吃感冒药吗？

一般来说，癫痫儿童可以根据医生的指导使用一些特定的感冒药，但需要注意以下几点。

首先，癫痫儿童在服用感冒药时需要遵循医生的建议。不同的感冒药可能含有不同的成分，有些感冒药中含有咖啡因成分，可能会影响癫痫患者的神经系统，诱发癫痫发作。

其次，癫痫儿童服用感冒药时应注意药物的相互作用，避免感冒药中的成分与抗癫痫药物相互作用而造成不良反应。

最后，家长需要在孩子感冒时咨询医生，了解哪些感冒药适合癫痫儿童使用，以及如何正确使用这些药物，并且密切观察孩子的症状变化，以确保孩子在感冒时能够安全、有效地缓解症状。

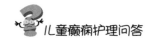

癫痫儿童如何保持规律生活？

对于癫痫儿童，规律的生活对于维持身体的稳定和健康至关重要。以下是一些建议，帮助癫痫儿童保持规律的生活。

（1）确保充足的睡眠：癫痫儿童需要每晚有充足的睡眠，以帮助维持身体的稳定和健康。建立一个固定的睡眠时间表，让孩子每天都在相同的时间上床睡觉，并且保持每晚相同的睡眠时间。避免让孩子熬夜或过度疲劳，因为这可能会增加癫痫发作的风险。

（2）规律的饮食时间：确保孩子每天有规律的饮食时间，包括早餐、午餐、晚餐和一些健康的加餐时间。并且避免让孩子长时间饿着肚子或者暴饮暴食，这可能会对癫痫症状产生不利影响。

（3）适量的锻炼：适量的体育锻炼对于癫痫儿童的健康非常重要。确保孩子每天都有规律的体育锻炼时间，如散步、慢跑、游泳等。避免过度劳累或者剧烈运动，因为这可能会诱发癫痫发作。

（4）药物管理：如果孩子正在服用抗癫痫药物，需要严格按照医生的指导规律地服药。不要随意更改药物的剂量或者服药时间，以免影响药物的疗效和孩子病情的稳定。

（5）管理情绪和压力：癫痫儿童需要避免过度的情绪波动和压力，因为这可能会加重症状。帮助孩子建立健康的情绪管理机制，保持愉快的心情和积极的态度。

总的来说，癫痫儿童需要生活规律，包括充足的睡眠、规律的饮食、适量的锻炼、药物管理及管理情绪和压力。家长需要与医生密切合作，制订适合孩子的作息时间表，并且在日常生活中帮助孩子保持规律的生活习惯。

癫痫会传染吗？

癫痫不是一种传染病，因此不会通过接触、空气传播或其他途径传染给他人。癫痫是一种神经系统疾病，通常由脑部异常放电引起，这可能是由脑部损伤、遗传因素、感染或其他原因引起的。癫痫患儿的病情和症状可能会因人而异，有些人可能只有轻微的症状，而另一些人可能会经历严重的癫痫发作。

尽管癫痫不是传染病，但是在一些情况下，癫痫患儿可能需要特别的照顾和支持。例如，如果癫痫患儿在公共场合或学校发作，周围的人可能会感到不安或惊恐。在这种情况下，周围的人需要保持冷静，并且帮助患儿避免受伤。如果癫痫患儿需要特别的照顾和支持，家人和医疗专业人员可以提供必要的帮助和建议。

·总的来说，癫痫不是一种传染病，不会通过接触、空气传播或其他途径传染给他人。癫痫患儿需要得到周围人的理解和支持，以帮助他们管理病情并维持身体的稳定和健康。

癫痫患儿能看电影（电视）吗？

对于癫痫患儿是否能看电影（电视），一般来说需要考虑以

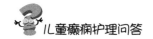

下几点。

（1）视频刺激：观看电影或电视时，屏幕上快速变换的画面、强烈的光影效果等刺激可能会引起一些光敏感癫痫儿童的癫痫发作。因此，需要根据孩子的具体情况来判断其是否适合观看电影（电视）。

（2）观看时间：长时间观看可能会引起儿童的疲劳和不适，这对于癫痫患儿来说可能会增加发作的风险。因此，家长需要控制孩子观看电影（电视）的时间，避免过度疲劳。

（3）观看内容：一些刺激性、暴力性或恐怖性的影视内容可能会对癫痫患儿的情绪和精神状态产生负面影响，增加发作的风险。因此，家长需要选择适合儿童观看的、内容轻松愉快的影视作品，避免观看恐怖类电影（电视）。

总的来说，对于癫痫患儿是否能看电影（电视）这一问题，需要根据孩子的具体情况来判断，包括病情稳定程度、癫痫发作的频率和类型、对刺激的敏感程度等。家长应当在医生的指导下，谨慎考虑孩子观看电影（电视）的问题，以确保孩子的健康和安全。

怎样处理治疗癫痫与孩子学习或成长教育的关系等问题？

处理治疗癫痫与孩子学习或成长教育的关系等问题需要综合

考虑医疗、教育和心理等方面的因素。以下是一些建议。

（1）寻求专业医疗团队的帮助：家长应当寻求专业的癫痫治疗团队的帮助，包括癫痫专家、神经科医生、心理医生等。他们可以为孩子制订个性化的治疗方案，包括药物治疗、手术治疗、康复训练等，以控制癫痫发作，减少对孩子学习和成长的影响。

（2）教育和支持：家长需要了解癫痫对孩子学习和成长的影响，与学校老师和辅导员合作，制订个性化的学习计划并采取支持措施。这可能包括调整课程安排、提供额外的学习支持、帮助孩子建立自信心等。

（3）管理癫痫发作：家长和老师需要学习如何应对癫痫发作，包括急救知识、安全预防措施等。这样可以在发作发生时迅速做出反应，减少伤害和恐慌。

（4）心理支持：癫痫可能对孩子的心理健康产生负面影响，包括焦虑、自卑等。因此，提供心理支持和心理治疗是非常重要的，可以帮助孩子树立积极的心态，增强自信心。

（5）健康生活方式：饮食、睡眠和运动等健康生活方式对于癫痫患者尤为重要。家长需要帮助孩子养成良好的生活习惯，以维持身体健康，减少癫痫发作的可能性。

总的来说，处理治疗癫痫与孩子学习或成长教育的关系等问题需要家长、医生和学校的共同努力。可以通过综合治疗、个性化教育支持和心理关怀来帮助孩子克服癫痫带来的困难，健康成长。

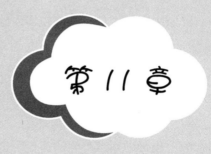

基因检测

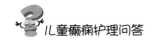

为什么有些癫痫患儿要做基因检测？

　　癫痫可以由多种原因引起，包括脑部损伤、感染、代谢异常等，而其中很重要的一部分癫痫患者的病因可以追溯到遗传因素。因此，对这部分患者来说，基因检测可以提供重要的信息，有助于更好地理解疾病的发病机制、进行个体化治疗和管理，以及进行家族遗传风险评估等。

　　首先，基因检测可以帮助确定癫痫的遗传因素。癫痫是一种遗传异质性疾病，许多癫痫患者具有家族史，即他们的家族中有其他成员也患有癫痫或癫痫相关疾病。通过基因检测，可以识别出与癫痫相关的遗传突变或基因变异，包括单基因遗传病、染色体异常、基因组变异等，从而确定患者是否存在遗传性的癫痫病因。这对患者及其家族来说是非常重要的，因为一旦确定了遗传因素，就可以进行更加精准的遗传咨询和风险评估，帮助家庭了解疾病的遗传模式、进行家族遗传风险评估、制订合理的生育计划等。

　　其次，基因检测可以为患者提供个体化的治疗和管理方案。癫痫是一种异质性疾病，不同患者之间存在着病因、发病机制、临床表现等方面的差异。通过基因检测，可以更好地理解患者的病因和发病机制，为医生提供重要的信息，有助于制订更加个体化的治疗和管理方案。例如，一些癫痫患者可能携带特定的遗传突变，这些突变可能导致对某些抗癫痫药物的耐药性或者发生不良反应，而其他一些患者可能携带对某些特定药物敏感的遗传变异。通过基因检测，可以更好地选择合适的抗癫痫药物，避免不必要的药物试验，改善治疗效果，减少不良反应。

最后，基因检测还可以为癫痫的预后评估和疾病管理提供重要的信息。一些研究表明，某些特定的遗传突变或基因变异可能与癫痫的预后、临床表现、并发症等方面相关。通过基因检测，可以更好地评估患者的预后，确定患者是否存在复杂的遗传病因、高风险的遗传变异等，从而指导医生更好地进行疾病管理和预后评估。此外，基因检测还可以为临床研究提供重要的信息，有助于更好地理解癫痫的发病机制、病因病理、疾病分类、预后评估等方面，为疾病的治疗和管理提供更加精准的依据。

总的来说，基因检测对癫痫患者而言具有重要的意义。它可以帮助确定癫痫的遗传因素，为患者提供个体化的治疗和管理方案，为家族遗传风险评估提供重要信息，为癫痫的预后评估和疾病管理提供重要依据。因此，对一些癫痫患者来说，尤其是存在家族史或特殊临床表现的患者，进行基因检测是非常有必要的。随着基因检测技术的不断发展和进步，相信基因检测将为癫痫的治疗和管理提供更多的帮助，为患者带来更好的临床效果和生活质量。

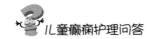

基因检测价格昂贵，是否有做的必要？

癫痫患者进行基因检测是否有必要取决于多种因素，包括病情的严重程度、对药物的反应、家族史等，也要考虑患者本身的经济能力。以下是一些可能需要考虑基因检测的情况。

（1）药物反应：一些癫痫患者可能对常规的抗癫痫药物反应不佳，基因检测可以帮助医生了解患者对特定药物的代谢情况，从而指导药物的选择和剂量调整。

（2）家族史：如果患者有家族史，特别是一些遗传性癫痫综合征，基因检测可以帮助确定患者是否携带相关的遗传突变。

（3）指导治疗方案：不同的基因突变对药物的反应不同。基因检测结果可以指导医生选择最适合患儿的抗癫痫药物，提高治疗效果，减少不良反应。

尽管基因检测可能有助于指导个体化治疗方案，但也需要考虑到其价格昂贵的问题。在决定进行基因检测之前，患者和医生需要充分讨论，权衡其益处和成本，以确定是否有必要进行基因检测。

此外，基因检测的结果需要由专业医生解读和指导，以确保结果的准确性和有效性。因此，如果患者和医生认为基因检测可能有助于指导治疗方案，可以考虑进行基因检测，但需要在专业医生的指导下进行。

哪些癫痫患儿要做基因检测？

癫痫是一种常见的神经系统疾病，其病因复杂，包括遗传因素在内。基因检测对癫痫患儿来说可能是有必要的，特别是以下几种情况。

（1）早发癫痫：早发癫痫是指在婴幼儿期发作的癫痫。这种类型的癫痫通常与遗传因素密切相关。对早发癫痫的患儿来说，进行基因检测可以帮助确定是否存在特定的致病基因突变，从而为治疗和管理提供更准确的信息。

（2）多发性癫痫综合征：一些癫痫患儿可能患有多发性癫痫综合征，这是一种由多个不同类型的癫痫发作组成的疾病。基因检测可以帮助确定可能与这些综合征相关的遗传因素，为临床诊断和治疗提供指导。

（3）无法控制的癫痫：一些癫痫患儿可能对已有的抗癫痫药物治疗无效。在这种情况下，基因检测可以帮助确定患儿是否存在药物代谢相关的基因变异，从而选择更适合的药物治疗方案。

（4）家族性癫痫：如果患儿的家族中有其他成员患有癫痫或其他神经系统疾病，那么基因检测可能有助于确定是否存在家族性遗传因素，从而帮助其他家庭成员进行风险评估和预防。

（5）特殊类型的癫痫：某些特殊类型的癫痫，如儿童肌阵挛癫痫、Lennox-Gastaut 综合征等，可能与特定的遗传突变相关。在这种情况下，基因检测可以帮助明确诊断和治疗。

总的来说，癫痫患儿中需要进行基因检测的情况包括早发癫

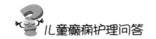

痫、多发性癫痫综合征、无法控制的癫痫、家族性癫痫及特殊类型的癫痫。通过基因检测，可以帮助医生和家人了解患儿的遗传病因，从而为个体化的治疗和管理提供更准确的指导。尤其是对有继续生育需求的家庭来说，基因检测可以为产前诊断提供依据。

做基因检测时父母需要注意什么？

在孩子进行基因检测时，父母需要注意以下几点。

（1）遵从医生建议：在进行基因检测之前，父母应该咨询医生，了解检测的目的、方法、风险和益处。医生会根据孩子的具体情况给出建议，父母应该遵从医生的指导。

（2）了解隐私和保密问题：基因检测会产生大量的个人遗传信息，父母需要了解检测机构对于隐私和保密的政策，确保孩子的遗传信息不会被泄露或滥用。

（3）理解检测结果：一旦接收到基因检测的结果，父母需要与医生一起仔细解读结果。有些基因变异可能会导致遗传疾病或增加患病风险，父母需要理解这些结果可能对孩子健康产生的影响，以便采取相应的预防和治疗措施。

（4）考虑家庭成员的遗传风险：基因检测结果可能不仅仅对孩子本人有影响，还可能对家庭其他成员有影响。父母需要考虑家族遗传病史，以便根据检测结果进行家庭成员的风险评估和预防。

（5）做好心理准备：基因检测结果，尤其是一些可能导致严重疾病的遗传变异可能会对父母和孩子的心理产生影响。父母需要做好心理准备，积极面对可能的结果，并寻求心理咨询或支持。

总的来说，父母在孩子进行基因检测时需要遵从医生的建议、了解隐私和保密问题、理解检测结果、考虑家庭成员的遗传风险，以及做好心理准备。基因检测可以为孩子的健康提供重要信息，但也需要理性对待。夫妻双方应做到相互包容，避免因某一方遗传基因的缺陷而导致家庭关系破裂。

做基因检测可以预防并筛查癫痫宝宝吗？

基因检测可以在一定程度上帮助预防和筛查癫痫宝宝。

如果家庭成员中有人有癫痫或其他遗传性疾病的病史，夫妻双方可以通过基因检测了解自己的遗传风险，从而做出更理性的生育决策。如果夫妻双方都携带可能导致癫痫的遗传变异，那么他们可以考虑采取避孕措施，以减少生育癫痫宝宝的风险。

对于已经怀孕或计划怀孕的夫妻，基因检测可以帮助筛查孩子是否携带与癫痫相关的遗传变异。如果基因检测结果显示孩子携带可能导致癫痫的遗传变异，那么父母可以在孩子出生后及早进行干预和治疗，以减少疾病的发生和发展。

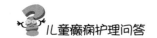
　　需要注意的是，基因检测并不能 100% 地预测孩子是否会患上癫痫，因为癫痫是受多种因素影响的复杂疾病，包括遗传因素、环境因素、疾病因素等。因此，基因检测只能提供一部分信息，而不能完全预测孩子的健康状况。

　　此外，基因检测也需要考虑伦理道德、法律法规等因素，以及检测结果可能对家庭和个人心理产生的影响。在考虑进行基因检测时，建议夫妻双方咨询专业医生或遗传咨询师，全面了解检测的风险、益处和限制，做出理性的决策。

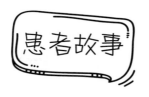
让指尖的音符永远跳动

兜兜转转，经历了多次夜间急诊、多次平诊，乐乐的爸爸妈妈最终还是领着乐乐来住院做手术了。

乐乐，一个很好听的名字，一名 15 岁的女孩，个子高挑，面容清秀。3 年前，乐乐不幸确诊了难治性癫痫。经过深圳市儿童医院神经内科详细的术前评估，乐乐是有手术指征的，但是由于乐乐妈妈大龄生子，爱女心切，乐乐的父母不能接受手术可能带来的风险，比如偏瘫、功能受损等。随着乐乐病情的加重，发作次数越来越多、用药量越来越大，她的脾气也越来越大，学习跟不上、不愿意跟同学交流。这一次来住院，我看到她爸爸的头上多了好一些白发。

我还是像以前一样热情接待了她们，给乐乐做术前备皮、采血，跟乐乐爸爸妈妈说一些注意事项，乐乐不太爱说话，我也就没有和她过多交流。

第二天一早来上班，夜班护士跟我说"晓玲姐，乐乐的手术取消了，你说这是不是命啊，之前她们家纠结了那么多次都不

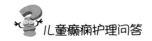

做，现在她们想做了又做不了。"

"怎么了？不是术前检查都没问题吗？"

"她昨晚来月经了……"

也不是第一次因为特殊情况取消手术，我并没有放在心上。早上查房的时候，我跟着医生一起查房，医生们简单跟家长聊了几句就走了。我看了看躺在床上的乐乐，便安慰说："等下次再过来做。"她依然没有搭理我，等我走到门口，乐乐突然吼了起来。

"所以，我的头是白剃了，是吗？这个可怕的病魔我控制不了，我控制不了发病，现在连'姨妈'也都控制不住，是吗？"

"乐乐，你先别激动，跟阿姨说说怎么了，现在这个状态对你的学习和生活有影响了吗？"

"肯定有影响啊！"乐乐的语气生硬，透着明显的抗拒。

"那你能具体说说嘛！"我和缓地说。

"三五不时地来医院啊！"乐乐瞥了我一眼，没好气地说。

"还有吗？"

她没有回答，接下来是一阵沉默，氛围尴尬。为了安抚她目前的情绪状态，我在大脑中极力搜索着话题想拿来跟她聊一聊，让她放轻松一些。

"听妈妈说你很会弹钢琴，我听说谈钢琴要考级的，难吗？"

"难，因为需要坚持，也不难，因为我喜欢弹钢琴。"乐乐的语气平和了很多。

"看来你是个高手啊！"

她嘿嘿笑了两声，我注意到她肩膀微微放松了下来。

"弹钢琴是我难得的放松时间，我很喜欢自己弹钢琴的那个状态，可是我已经有好长时间不弹了，现在发作得越来越多了，每天发病的次数那么多，有时候弹得好好的就发病了，我很害怕，还有……"

"还有什么？"我追问着，想让她彻底放松自己，把心里的压抑统统释放出来。

"我老是请假，后面老师都不问我请假原因了，同学们也在背后偷偷议论我，说我有病。"

"我大概明白了，可是我听说你的成绩一直保持在中上游啊，而且你很会弹钢琴，是非常优秀的。手术完你就可以恢复正常的生活和学习，不用再频繁请假了，也可以跟同学一起玩耍了。最重要的是，你可以继续弹钢琴了，其实你这次能过来做手术，我们都很意外呢，你爸爸妈妈终于想通了，你也更加勇敢了！"

"吃药方面，我确实是挺勇敢的。"她摊摊手，我明白，乐乐发病至今调药调了五六次，药多的可以当饭吃了。

"你是不是很害怕这个手术啊？"

"她们都说我这个病需要做手术，检查完后，我也很庆幸自己可以手术，但一想到做手术我就害怕，我怕一个人躺在那里，妈妈可以陪我吗？"

"妈妈是可以陪着你进去的，阿姨也没有去过那里，听说那里非常安静，也会有麻醉师和护士一起陪着你，给你用点药你就会睡着，手术你是没有感觉的，就像熟睡中轻轻地做了一个梦。"

"真的吗？如果妈妈能跟我一起进去，我应该就没那么害怕了，可是我这一次做不成了。"

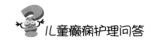

"这一次情况特殊，你能跟阿姨做个约定吗？下周，你一定要过来。"

"放心吧，阿姨，下个月我们学校有节目表演，我还要弹钢琴呢！"她笑着向我保证。

一周后，乐乐的手术如期而至。如人所愿，她的整个手术和术后康复都非常顺利。据说撤机后，乐乐醒来的第一句话就是问她的手还能不能动。

我再次去病房看她时，她正坐在床头拼手工，她看到我笑了笑，还是那么害羞。我看着她双手灵活地制作着卡片，心里莫名地感动。这双手因为扎针，手背上还有些淤青，但是这手修长纤细，灵活自如。她还是如花的年纪啊，生活的美好正向她迎面走来。这份美好是成功的手术带给她的，也是我们医护人员用爱心和耐心带给她的。这一刻，我为自己的护理职业感到骄傲。）

出院的那一天，我提出想跟她合影，她怎样都不肯，我说你有什么不好意思的，她指了指自己的光头说："我是肯定不会拍照的。"我笑着说："行，那等你长发及腰的时候我们再拍。"最后，她把自己做的手工送给了我们。我想，乐乐是幸运的，是勇敢的，是值得我们用心呵护的。

每一个癫痫患儿都是我们要用心呵护的！